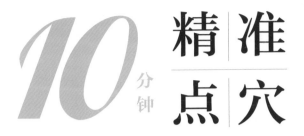

10分钟 精准点穴

揉揉按按保健康

罗云涛　邓旭　主编

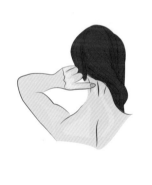
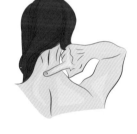
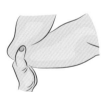
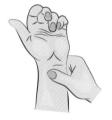

U0388279

黑龙江科学技术出版社
HEILONGJIANG SCIENCE AND TECHNOLOGY PRESS

图书在版编目（CIP）数据

10分钟精准点穴：揉揉按按保健康 / 罗云涛，邓旭主编.
—— 哈尔滨：黑龙江科学技术出版社，2023.1
（10分钟动起来，养身心）
ISBN 978-7-5719-1664-0

Ⅰ.①1… Ⅱ.①罗…②邓… Ⅲ.①穴位按压疗法
Ⅳ.① R244.1

中国版本图书馆 CIP 数据核字 (2022) 第 192521 号

10分钟精准点穴：揉揉按按保健康
10 FENZHONG JINGZHUN DIANXUE : ROUROU AN' AN BAO JIANKANG

主　　编　罗云涛　邓　旭
策划编辑　深圳·弘艺文化　HONGYI CULTURE
封面设计
责任编辑　孙　雯
出　　版　黑龙江科学技术出版社
地　　址　哈尔滨市南岗区公安街 70-2 号
邮　　编　150007
电　　话　（0451）53642106
传　　真　（0451）53642143
网　　址　www.lkcbs.cn
发　　行　全国新华书店
印　　刷　哈尔滨市石桥印务有限公司
开　　本　710mm×1000mm　1/16
印　　张　11
字　　数　150 千字
版　　次　2023 年 1 月第 1 版
印　　次　2023 年 1 月第 1 次印刷
书　　号　ISBN 978-7-5719-1664-0
定　　价　45.00 元

PREFACE

　　随着科学技术的不断发展，现代医学在医学理论、医疗器械等方面都有了突飞猛进的发展，医学界也不断传来技术突破的好消息。尽管如此，我们身边仍有很多亲人、朋友长期被某种慢性疾病折磨，甚至被无情地夺去生命。在糖尿病、肥胖症、高血压等慢性疾病面前，现代医学技术也只能有限度地控制病情的发展。

　　中医具有悠久的历史，系统的理论，丰富的实践经验和精妙的制剂，强调"上医医未病之病，中医医欲病之病，下医医已病之病"，以养生预防为宗旨，讲究"药食同源"，历经数千年实践考验，在预防和治疗慢性病、疑难病和老年病方面尤有所长。在博大精深的中医宝库中，经络穴位是支撑其不断前进、发展的根基。因此，想要了解中医的真正内涵，必须从经络穴位入手。传统的中医疗法以经络穴位为理论来源，以养生预防为宗旨，强调防治结合，对于常见的慢性病有独到、明显的疗效。故而，传统医学疗法的应用被越来越多的人认可和接受。

　　经络穴位的理论是我们的祖先历经几千年不断亲身试验总结出来的，人体的每条经络及经络上的穴位都相当于一味治病良药。穴位在经络之上，通过经络连接脏腑，是脏腑经络气血传输、出入的部位。运用艾灸、拔罐、刮痧、按摩等方法对人体穴位进行刺激，通过经络的传导，可以起到疏通经气、调和阴阳、补气养血、活血化瘀、消肿止痛、祛风除湿、温经散寒的作用。

　　本书分为两大部分，第一部分主要介绍经络穴位的基础知识，包括人体穴位的种类与作用、认识人体的经络以及经络系统的组成，并介绍了人体的十四经脉，配有精美的插图，经络穴位讲解透彻，每条经络都从典籍记载、联系脏腑器官、循行走向、主治症状、穴位的名称及数量等方面进行了详细介绍。第二部分在每条经络下又选取了多个特效穴位，总计133个特效穴位，针对每个穴位都讲解了主要功效、主治病症、取穴方法，每个穴位都配备了按摩、艾灸、刮痧、拔罐中的至少1种中医疗法。本书的每条经络都出示了其经脉图，并精确标注了经络上的每个穴位和循行路线。穴位配演示图，使读者更精确、直观、全面地了解人体经络和穴位位置。

　　本书讲解既严谨又科学，图文并茂，内容通俗易懂，易学易操作，非常适合居家养生保健，让您在家也能轻松上手极简速疗。翻开这本书，您就可以轻松按准穴位，找到少生病、保持健康的秘诀。

CONTENTS

chapter
01

关于点穴需要掌握的基础知识

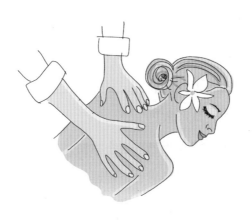

CONTENTS

chapter
02

循经点穴，133 个养生穴防病祛病

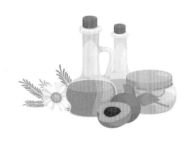

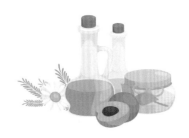

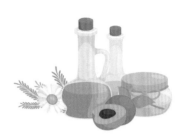

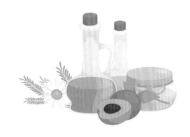

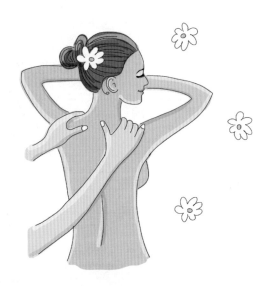

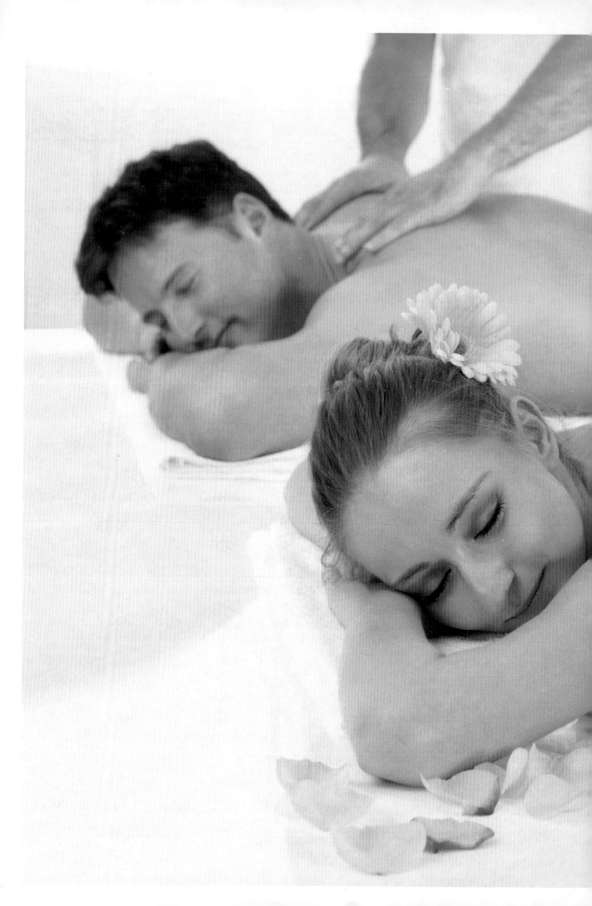

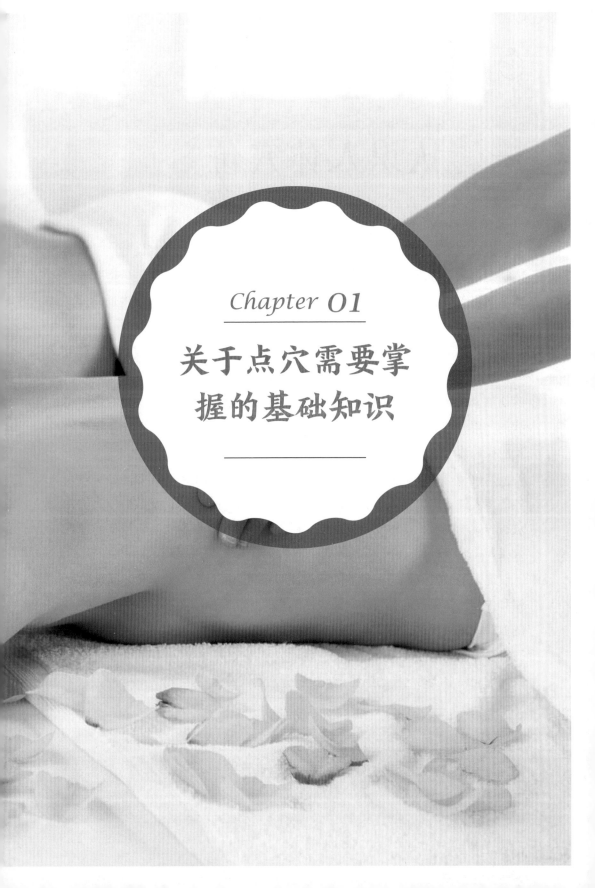

Chapter 01

关于点穴需要掌
握的基础知识

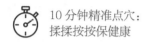
一、认识人体穴位

　　穴位是中医学特有的名词，学名腧穴，指人体脏腑经络气血输注于体表的特定部位。经络以穴位为据点，穴位以经络为通道。"腧"与"输"通，或从简叫作"俞"，"穴"是空隙的意思，"输通"是双向的，从内通向外，反映病痛；从外通向内，接受刺激，防治疾病。

　　远在几千年前，我们的祖先就已经使用砭石来砥刺放血，割刺脓疡；用其热熨、按摩、叩击体表；在体表某一部位用火烤、烧灼等方法来减轻和消除伤痛。久而久之，我们的祖先逐渐意识到人体的某些特殊部位具有治疗疾病的作用，这就是穴位发现的最初过程。从这个意义上说，腧穴又是疾病的反应点和治疗的刺激点。

　　穴位是每条经络上最突出的地方，穴位对经络的重要性就如同经络对人体的重要性。穴位是人体天然的药库，当出现小病小痛时，找准相应穴位并进行一定的刺激，能达到舒筋通络、激发经气、调养气血、防病治病的理想效果。

　　绝大多数穴位都是在骨骼的间隙或凹陷里，而且一般处于骨骼间隙的两端和中间，如果不在骨骼的间隙或凹陷里，那么穴位下面必定有较大或较多的血管或体液经过，如手部和腹部。为什么会这样呢？因为血液或体液流通时容易滞留在这些位置上，从而也就形成了"穴位"这种特殊的现象。所以我们也能经常读到这样的描述：穴位在骨之间或凹槽处。

穴位的种类

穴位按种类可以分为经穴、奇穴、阿是穴。

经穴，又称为"十四经穴"，分布在十二经脉和任督二脉之上，是全身穴位的主体部分。经穴均有具体的名称和固定的位置，分布在十四经循行路线上，有明确的主治病症。目前经穴总数为 361 个。十二经脉左右对称，是一名两穴；任督二脉位于正中，是一名一穴。

奇穴，又称"经外奇穴"。凡有固定的名称，又有明确的部位及治疗作用，但尚未归入十四经脉系统的腧穴，称为奇穴。常用的奇穴有 40 个左右。奇穴的位置比较分散，有位于经脉线外的，如中泉；有位于经脉线内的，如印堂；还有由多个穴位组合而成的，如夹脊等。奇穴虽然未被列入十四经脉，但其位置仍然在经络分布的区域，并通过经络的传导作用来防病治病。奇穴的主治范围比较单一，大多数奇穴对特定的病症有特定的疗效，如百劳穴治瘰疬，四缝穴治小儿疳积。

还有一类穴位没有固定的名字，也没有固定的位置，这就是阿是穴，又称天应穴、不定穴。通常是指该处既不是经穴，又不是奇穴，只是按压痛点取穴。阿是穴既无具体的名称，又无固定的位置，是以压痛点或其他反应点作为腧穴用以治疗的。阿是穴多在病变部位附近，也可在距其较远处。腧穴虽分类不同，但它们之间相互联系，共同构成了腧穴体系。适度地刺激阿是穴，相当于直接刺激经络阻滞处，因此阿是穴的治病效果常常比固定穴位明显。

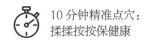
穴位的作用

穴位是人体脏腑经络气血传输与出入的窗口，运用按摩、艾灸、刮痧、拔罐等中医疗法刺激某个穴位，可以达到疏通经络、调节脏腑气血、扶正祛邪的功效，从而远离疾病。按照中医基础理论，人体穴位主要有以下三大作用：

首先，穴位有输注气血的作用。穴位从属于经脉，通过经脉向内连接脏腑，是脏腑经络气血渗灌、传输、出入的特殊部位。《黄帝内经·灵枢》中记载："所言节者，神气之所游行出入也，非皮肉筋骨也。"说明穴位是气血通行出入的部位，脏腑、经脉之气在穴位这一部位游行、出入，因此穴位就具备了抵御疾病（出）、反映病痛（出）、感受刺激（入）、传入信息（入）等功能。

其次，穴位能协助诊断身体疾病。当人体内部发生病变时，内在的病理状态可通过经脉腧穴反映于体表，因此腧穴部位的变化可以作为诊断疾病的依据。与经脉反映病症不同，腧穴所反映的病症主要限于腧穴范围的压痛、酸楚、结节、肿胀、瘀血、丘疹等现象。腧穴反映病症的作用近年来有不少新发现，如呼吸系统病症多在中府、肺俞、孔最处出现反应；肝胆系统的病症多在肝俞、胆俞、胆囊穴出现压痛等。

最后，穴位还能预防疾病。腧穴不仅是气血输注的部位，也是邪气所在的地方。当人体虚弱之时，邪气就会通过体表腧穴由表入里。腧穴输注气血向内传入的特性，又是腧穴能够治疗疾病的基础。在腧穴部位施以针刺、温灸等时，各种刺激能通过腧穴、经脉传入体内，激发人体的正气，协调平衡阴阳，从而达到预防和抗御疾病的目的。

二、认识人体经络

经络是体内气血运行的通道和人体功能的调控系统，由经脉和络脉共同组成，它如一张神奇巨大的网络，将人体的五脏六腑、五官七窍、四肢百骸连接成一个有机的整体，起着沟通表里、上下、内外的作用，进而保障人体各项生命活动的有序进行。

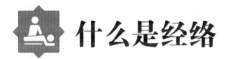 什么是经络

经络是经脉和络脉的总称，是运行全身气血，联络脏腑形体官窍，沟通上下内外，感应传导信息的通路系统，是人体结构的重要组成部分。

"经"的原意是"纵丝"，有路径的意思，简单来说，就是经络系统中的主要路径，存在于机体内部，贯穿上下，沟通内外；"络"的原意是"网络"，简单来说，就是主路分出的辅路，存在于机体的表面，纵横交错，遍布全身。《黄帝内经·灵枢·脉度》中记载："经脉为里，支而横者为络，络之别者为孙。"这是将脉按大小、深浅的差异分别称为"经脉""络脉"和"孙脉"。经络的主要内容有：十二经脉、十二经别、奇经八脉、十五络脉、十二经筋、十二皮部等。其中属于经脉方面的，以十二经脉为主，属于络脉方面的，以十五络脉为主。它们纵横交贯，遍布全身，将人体内外、脏腑、肢节连成一个有机的整体。

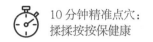
经络系统的组成

　　人体的经络系统由经脉、络脉、十二经筋、十二皮部共同组成。其中，经脉和络脉是经络系统的主体部分。经脉包括十二经脉、奇经八脉以及附属于十二经脉的十二经别；络脉包括十五别络、浮络、孙络等。最主要的经脉为十二经脉和奇经八脉中的任督二脉，它们合称为"十四经"。

　　十二经脉是经络系统的主体，又称为"十二正经"。它们左右对称地分布于人体的头面、躯干和四肢两侧，纵贯全身。每条经脉各隶属于一个脏或腑，因此，十二经脉的名称各不相同。每一经脉的名称，均运用其所属脏腑的名称，再结合循行于手足、内外、前中后的不同部位以及阴阳学说而给予不同的名称。十二经脉是手三阴经、手三阳经、足三阳经、足三阴经的总称，包括手太阴肺经、手厥阴心包经、手少阴心经、手阳明大肠经、手少阳三焦经、手太阳小肠经、足阳明胃经、足少阳胆经、足太阳膀胱经、足太阴脾经、足厥阴肝经、足少阴肾经。其走向的次序为：肺经—大肠经—胃经—脾经—心经—小肠经—膀胱经—肾经—心包经—三焦经—胆经—肝经—肺经。

　　奇经八脉是任脉、督脉、冲脉、带脉、阴跷脉、阳跷脉、阴维脉、阳维脉的总称。它们与十二正经不同，既不直属于脏腑，又无表里配合关系，其循行别道奇行，故称奇经。奇经八脉可沟通十二经脉之间的联系，对十二经脉气血有蓄积、渗灌等调节作用。

　　任脉，行于腹面正中线，其脉多次与手足三阴经及阴维脉交会，能总任一身之阴经，故称为"阴脉之海"。任脉起于胞中，与女子妊娠有关，故有"任主胞胎"之说。

　　督脉，行于背部正中，其脉多次与手足三阳经及阳维脉交会，能总督一身之阳经，故称为"阳脉之海"。督脉行于脊里，上行入脑，并从脊里分出属肾，与脑、脊髓、肾密切相连。

从十二经脉各分出一支经别，称为"十二经别"。经别即别行的正经。十二经别包括足太阳经别、足少阴经别、足少阳经别、足厥阴经别、足阳明经别、足太阴经别、手太阳经别、手少阴经别、手少阳经别、手厥阴经别、手阳明经别、手太阴经别。其功能是协调两经间、经脉与脏腑间及人体各器官组织间的联系。

从十二经脉及任脉、督脉各分出一支别络，再加上脾之大络，称为"十五别络"。四肢部位的十二经别络沟通了表里两经的经气，加强了它们之间的联系。躯干部位的任脉别络、督脉别络和脾之大络沟通了腹背和全身的经气。

经络系统总览图

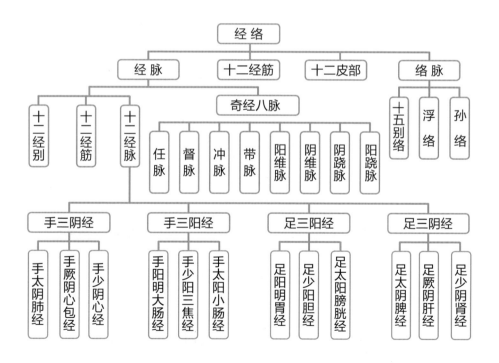

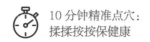

认识人体的十四经脉

手太阴肺经穴位示意图

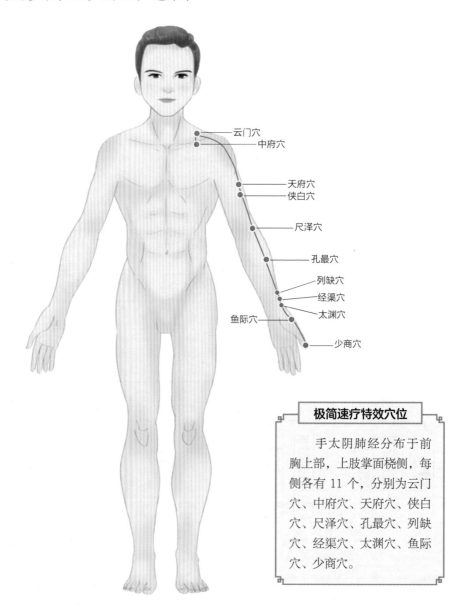

云门穴
中府穴
天府穴
侠白穴
尺泽穴
孔最穴
列缺穴
经渠穴
太渊穴
鱼际穴
少商穴

极简速疗特效穴位

手太阴肺经分布于前胸上部，上肢掌面桡侧，每侧各有 11 个，分别为云门穴、中府穴、天府穴、侠白穴、尺泽穴、孔最穴、列缺穴、经渠穴、太渊穴、鱼际穴、少商穴。

手阳明大肠经示意图

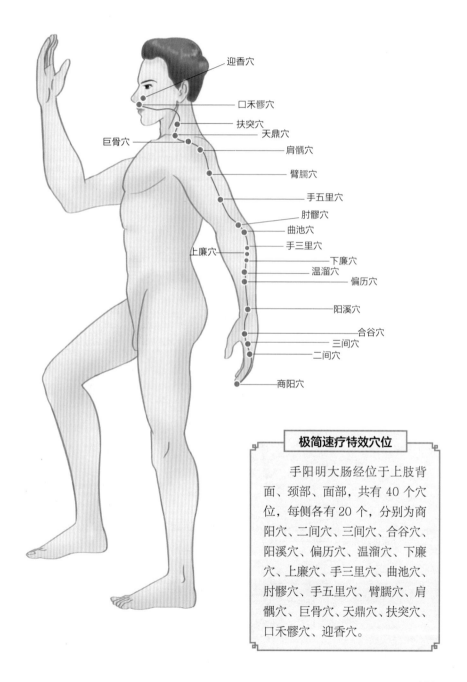

迎香穴
口禾髎穴
扶突穴
天鼎穴
巨骨穴
肩髃穴
臂臑穴
手五里穴
肘髎穴
曲池穴
手三里穴
上廉穴
下廉穴
温溜穴
偏历穴
阳溪穴
合谷穴
三间穴
二间穴
商阳穴

极简速疗特效穴位

　　手阳明大肠经位于上肢背面、颈部、面部，共有 40 个穴位，每侧各有 20 个，分别为商阳穴、二间穴、三间穴、合谷穴、阳溪穴、偏历穴、温溜穴、下廉穴、上廉穴、手三里穴、曲池穴、肘髎穴、手五里穴、臂臑穴、肩髃穴、巨骨穴、天鼎穴、扶突穴、口禾髎穴、迎香穴。

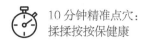
足阳明胃经示意图

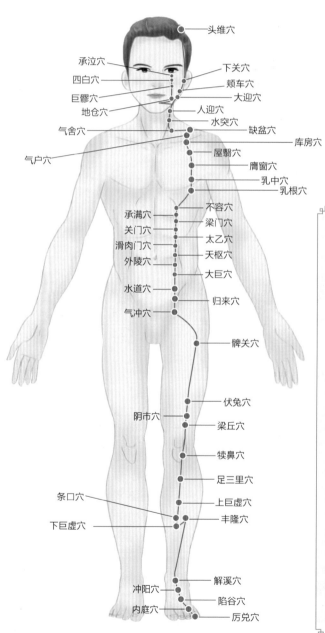

头维穴
承泣穴
下关穴
四白穴
颊车穴
巨髎穴
大迎穴
地仓穴
人迎穴
水突穴
气舍穴
缺盆穴
库房穴
气户穴
屋翳穴
膺窗穴
乳中穴
乳根穴
不容穴
承满穴
梁门穴
关门穴
太乙穴
滑肉门穴
天枢穴
外陵穴
大巨穴
水道穴
归来穴
气冲穴
髀关穴
伏兔穴
阴市穴
梁丘穴
犊鼻穴
足三里穴
上巨虚穴
条口穴
丰隆穴
下巨虚穴
解溪穴
冲阳穴
陷谷穴
内庭穴
厉兑穴

极简速疗特效穴位

　　足阳明胃经分布于下肢的前外侧面、胸腹部、头面部,共有 90 个穴位,每侧各有 45 个,分别为承泣穴、四白穴、巨髎穴、地仓穴、大迎穴、颊车穴、下关穴、头维穴、人迎穴、水突穴、气舍穴、缺盆穴、气户穴、库房穴、屋翳穴、膺窗穴、乳中穴、乳根穴、不容穴、承满穴、梁门穴、关门穴、太乙穴、滑肉门穴、天枢穴、外陵穴、大巨穴、水道穴、归来穴、气冲穴、髀关穴、伏兔穴、阴市穴、梁丘穴、犊鼻穴、足三里穴、上巨虚穴、条口穴、下巨虚穴、丰隆穴、解溪穴、冲阳穴、陷谷穴、内庭穴、厉兑穴。

足太阴脾经示意图

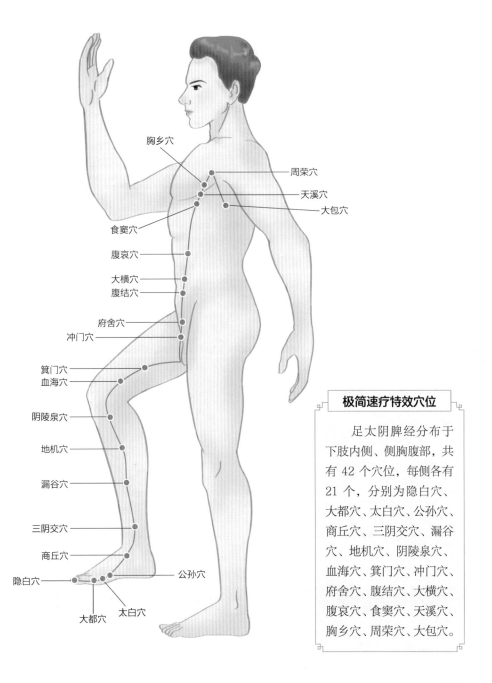

胸乡穴

周荣穴

天溪穴

大包穴

食窦穴

腹哀穴

大横穴
腹结穴

府舍穴

冲门穴

箕门穴
血海穴

阴陵泉穴

地机穴

漏谷穴

三阴交穴

商丘穴

隐白穴

大都穴　太白穴

公孙穴

极简速疗特效穴位

足太阴脾经分布于下肢内侧、侧胸腹部，共有 42 个穴位，每侧各有 21 个，分别为隐白穴、大都穴、太白穴、公孙穴、商丘穴、三阴交穴、漏谷穴、地机穴、阴陵泉穴、血海穴、箕门穴、冲门穴、府舍穴、腹结穴、大横穴、腹哀穴、食窦穴、天溪穴、胸乡穴、周荣穴、大包穴。

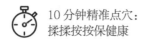
手少阴心经示意图

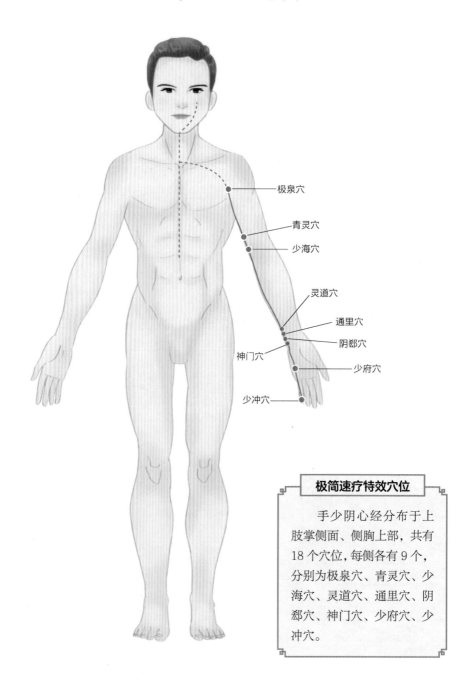

极泉穴

青灵穴

少海穴

灵道穴

通里穴

阴郄穴

神门穴

少府穴

少冲穴

极简速疗特效穴位

　　手少阴心经分布于上肢掌侧面、侧胸上部，共有18个穴位，每侧各有9个，分别为极泉穴、青灵穴、少海穴、灵道穴、通里穴、阴郄穴、神门穴、少府穴、少冲穴。

手太阳小肠经示意图

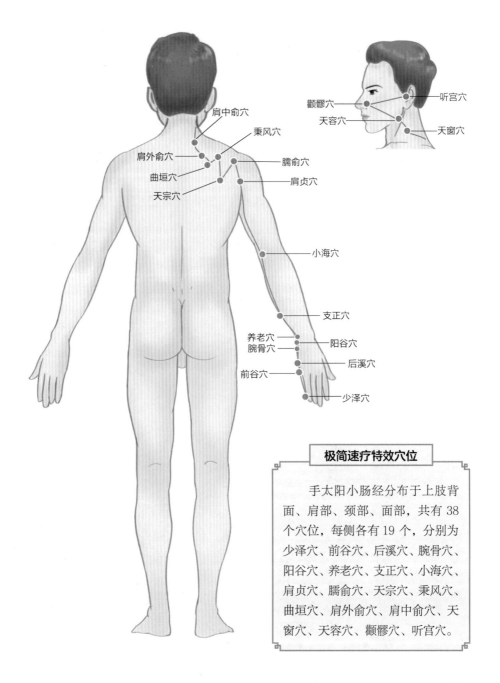

肩中俞穴

秉风穴

肩外俞穴

曲垣穴

天宗穴

臑俞穴

肩贞穴

颧髎穴

天容穴

听宫穴

天窗穴

小海穴

支正穴

养老穴

腕骨穴

阳谷穴

后溪穴

前谷穴

少泽穴

极简速疗特效穴位

　　手太阳小肠经分布于上肢背面、肩部、颈部、面部，共有 38 个穴位，每侧各有 19 个，分别为少泽穴、前谷穴、后溪穴、腕骨穴、阳谷穴、养老穴、支正穴、小海穴、肩贞穴、臑俞穴、天宗穴、秉风穴、曲垣穴、肩外俞穴、肩中俞穴、天窗穴、天容穴、颧髎穴、听宫穴。

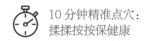
足太阳膀胱经示意图

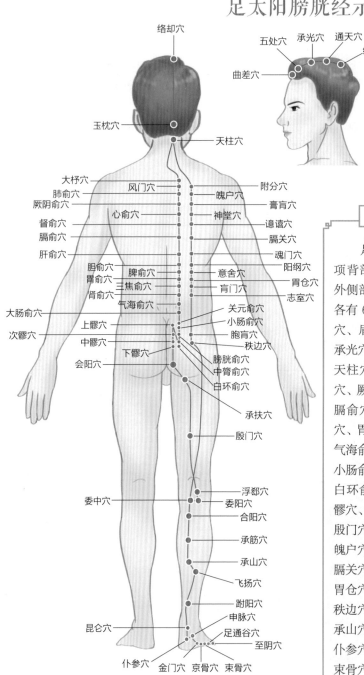

极简速疗特效穴位

　　足太阳膀胱经分布于头面部、项背部、腰背部、下肢后部、足外侧部，共有 134 个穴位，每侧各有 67 个，分别为睛明穴、攒竹穴、眉冲穴、曲差穴、五处穴、承光穴、通天穴、络却穴、玉枕穴、天柱穴、大杼穴、风门穴、肺俞穴、厥阴俞穴、心俞穴、督俞穴、膈俞穴、肝俞穴、胆俞穴、脾俞穴、胃俞穴、三焦俞穴、肾俞穴、气海俞穴、大肠俞穴、关元俞穴、小肠俞穴、膀胱俞穴、中膂俞穴、白环俞穴、上髎穴、次髎穴、中髎穴、下髎穴、会阳穴、承扶穴、殷门穴、浮郄穴、委阳穴、附分穴、魄户穴、膏肓穴、神堂穴、譩譆穴、膈关穴、魂门穴、阳纲穴、意舍穴、胃仓穴、肓门穴、志室穴、胞肓穴、秩边穴、委中穴、合阳穴、承筋穴、承山穴、飞扬穴、跗阳穴、昆仑穴、仆参穴、申脉穴、金门穴、京骨穴、束骨穴、足通谷穴、至阴穴。

足少阴肾经示意图

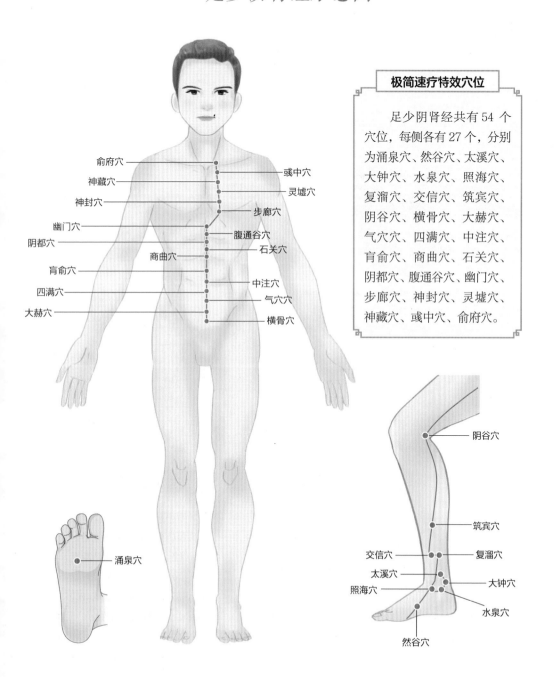

俞府穴
神藏穴
神封穴
幽门穴
阴都穴
商曲穴
肓俞穴
四满穴
大赫穴

或中穴
灵墟穴
步廊穴
腹通谷穴
石关穴
中注穴
气穴穴
横骨穴

涌泉穴

极简速疗特效穴位

足少阴肾经共有 54 个穴位，每侧各有 27 个，分别为涌泉穴、然谷穴、太溪穴、大钟穴、水泉穴、照海穴、复溜穴、交信穴、筑宾穴、阴谷穴、横骨穴、大赫穴、气穴穴、四满穴、中注穴、肓俞穴、商曲穴、石关穴、阴都穴、腹通谷穴、幽门穴、步廊穴、神封穴、灵墟穴、神藏穴、或中穴、俞府穴。

阴谷穴
筑宾穴
交信穴
复溜穴
太溪穴
大钟穴
照海穴
水泉穴
然谷穴

手厥阴心包经示意图

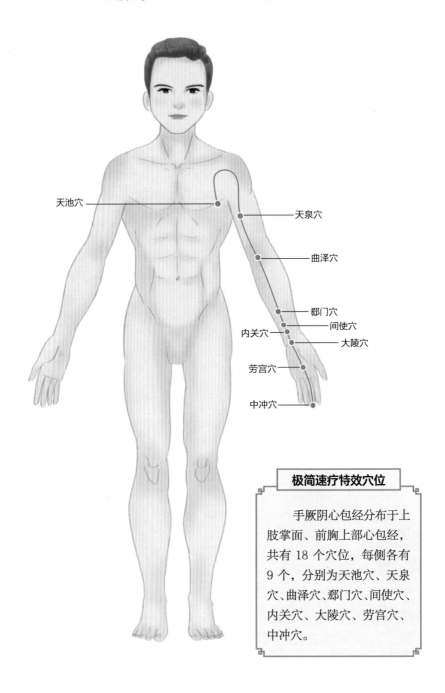

天池穴

天泉穴

曲泽穴

郄门穴
间使穴
内关穴
大陵穴
劳宫穴

中冲穴

极简速疗特效穴位

手厥阴心包经分布于上肢掌面、前胸上部心包经，共有 18 个穴位，每侧各有 9 个，分别为天池穴、天泉穴、曲泽穴、郄门穴、间使穴、内关穴、大陵穴、劳宫穴、中冲穴。

手少阳三焦经示意图

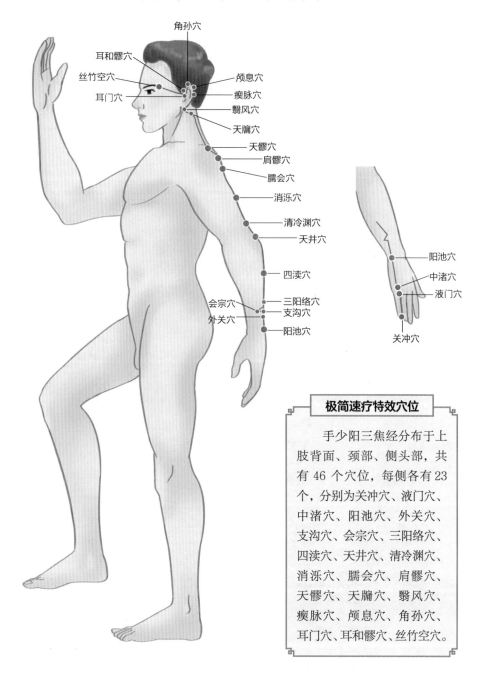

角孙穴
耳和髎穴
丝竹空穴
耳门穴
颅息穴
瘈脉穴
翳风穴
天牖穴
天髎穴
肩髎穴
臑会穴
消泺穴
清冷渊穴
天井穴
四渎穴
会宗穴
三阳络穴
外关穴
支沟穴
阳池穴

阳池穴
中渚穴
液门穴
关冲穴

极简速疗特效穴位

手少阳三焦经分布于上肢背面、颈部、侧头部，共有 46 个穴位，每侧各有 23 个，分别为关冲穴、液门穴、中渚穴、阳池穴、外关穴、支沟穴、会宗穴、三阳络穴、四渎穴、天井穴、清冷渊穴、消泺穴、臑会穴、肩髎穴、天髎穴、天牖穴、翳风穴、瘈脉穴、颅息穴、角孙穴、耳门穴、耳和髎穴、丝竹空穴。

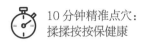
足少阳胆经示意图

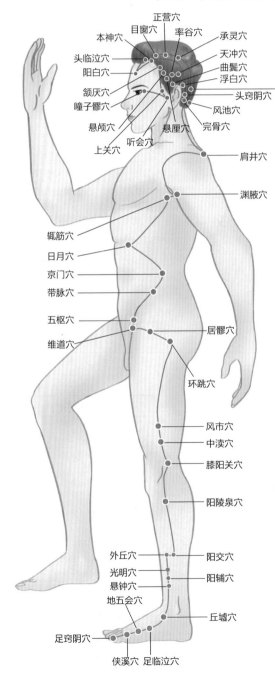

正营穴
本神穴 目窗穴 率谷穴 承灵穴
头临泣穴 天冲穴
阳白穴 曲鬓穴
颔厌穴 浮白穴
瞳子髎穴 头窍阴穴 脑空穴
风池穴
悬颅穴 悬厘穴 完骨穴
上关穴 听会穴

肩井穴

渊腋穴

辄筋穴

日月穴

京门穴

带脉穴

五枢穴

维道穴 居髎穴

环跳穴

风市穴

中渎穴

膝阳关穴

阳陵泉穴

外丘穴 阳交穴
光明穴 阳辅穴
悬钟穴
地五会穴
丘墟穴
足窍阴穴
侠溪穴 足临泣穴

极简速疗特效穴位

　　足少阳胆经分布于下肢外侧面、臀部、侧胸部、侧头部，共有 88 个穴位，每侧各有 44 个，分别为瞳子髎穴、听会穴、上关穴、颔厌穴、悬颅穴、悬厘穴、曲鬓穴、率谷穴、天冲穴、浮白穴、头窍阴穴、完骨穴、本神穴、阳白穴、头临泣穴、目窗穴、正营穴、承灵穴、脑空穴、风池穴、肩井穴、渊腋穴、辄筋穴、日月穴、京门穴、带脉穴、五枢穴、维道穴、居髎穴、环跳穴、风市穴、中渎穴、膝阳关穴、阳陵泉穴、阳交穴、外丘穴、光明穴、阳辅穴、悬钟穴、地五会穴、丘墟穴、足临泣穴、侠溪穴、足窍阴穴。

足厥阴肝经的示意图

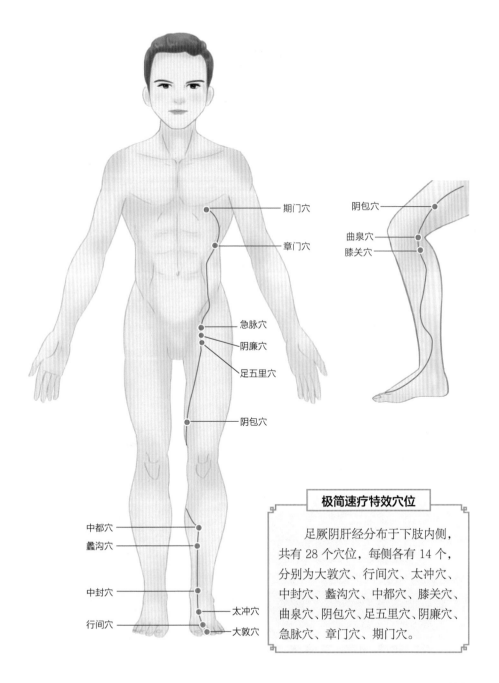

期门穴

章门穴

急脉穴

阴廉穴

足五里穴

阴包穴

阴包穴

曲泉穴

膝关穴

中都穴

蠡沟穴

中封穴

行间穴

太冲穴

大敦穴

极简速疗特效穴位

　　足厥阴肝经分布于下肢内侧，共有 28 个穴位，每侧各有 14 个，分别为大敦穴、行间穴、太冲穴、中封穴、蠡沟穴、中都穴、膝关穴、曲泉穴、阴包穴、足五里穴、阴廉穴、急脉穴、章门穴、期门穴。

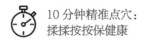
任脉示意图

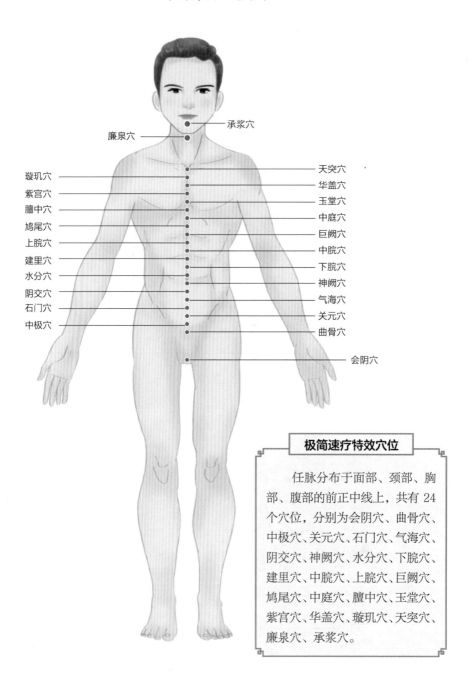

承浆穴

廉泉穴

璇玑穴
紫宫穴
膻中穴
鸠尾穴
上脘穴
建里穴
水分穴
阴交穴
石门穴
中极穴

天突穴
华盖穴
玉堂穴
中庭穴
巨阙穴
中脘穴
下脘穴
神阙穴
气海穴
关元穴
曲骨穴

会阴穴

极简速疗特效穴位

任脉分布于面部、颈部、胸部、腹部的前正中线上,共有 24 个穴位,分别为会阴穴、曲骨穴、中极穴、关元穴、石门穴、气海穴、阴交穴、神阙穴、水分穴、下脘穴、建里穴、中脘穴、上脘穴、巨阙穴、鸠尾穴、中庭穴、膻中穴、玉堂穴、紫宫穴、华盖穴、璇玑穴、天突穴、廉泉穴、承浆穴。

督脉示意图

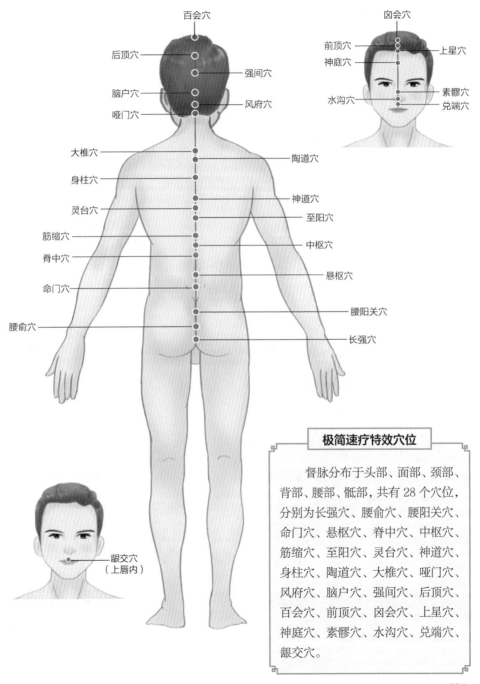

百会穴
后顶穴
脑户穴
哑门穴
强间穴
风府穴
大椎穴
身柱穴
灵台穴
筋缩穴
脊中穴
命门穴
腰俞穴
陶道穴
神道穴
至阳穴
中枢穴
悬枢穴
腰阳关穴
长强穴

囟会穴
前顶穴
神庭穴
水沟穴
上星穴
素髎穴
兑端穴

龈交穴
（上唇内）

极简速疗特效穴位

　　督脉分布于头部、面部、颈部、背部、腰部、骶部，共有 28 个穴位，分别为长强穴、腰俞穴、腰阳关穴、命门穴、悬枢穴、脊中穴、中枢穴、筋缩穴、至阳穴、灵台穴、神道穴、身柱穴、陶道穴、大椎穴、哑门穴、风府穴、脑户穴、强间穴、后顶穴、百会穴、前顶穴、囟会穴、上星穴、神庭穴、素髎穴、水沟穴、兑端穴、龈交穴。

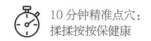
三、学会五种简易取穴法

对症取穴，是中医按摩历经上千年的智慧总结。

按摩速疗取穴位对症按摩，效果会更加显著。如果穴位不准，按摩不仅事倍功半，甚至会适得其反。因此，快速准确地找准穴位是按摩速疗的关键。很多人觉得找穴位太难，其实掌握了以下5种简易准确取穴法，对症取穴按摩即可轻松上手。

（1）感知定位取穴法

先介绍一种最简便易学的感知定位取穴法。这种方法常用于阿是穴的取位，易上手。

阿是穴，又称天应穴、压痛点。此类穴位通常既不是经穴，也不是奇穴，只是按压痛点取穴。既无具体的穴位名称，又无固定的位置，一般在病变部位附近，也可在距离病变部位较远的地方。按摩阿是穴，可刺激经络阻滞处，按摩功效反而要比固定穴位明显。

我们可用手指感知身体的异常部位，如果有硬结、疼痛、不舒服等感觉，那么这个地方一般可作为穴位范围。尤其是有酸、麻、胀、痛等感觉的部位，就可以作为阿是穴按摩速疗。同时，也可以根据相应部位皮肤的变化来取穴，如出现斑点、颜色改变、变硬、肿胀、条索状结节等。

（2）简易取穴法

这种取穴法也简单易行，多用于找腧穴，常作为一种辅助性的取穴方法，比较适用于居家按摩速疗。

百会穴：前发际正中直上与两耳尖直上，在头顶正中相交处。

劳宫穴：握拳时中指所抵的掌心处。

列缺穴：两手虎口自然平直交叉，食指伸直压在另一只手的桡骨茎突上，食指尖下的凹陷处。

风市穴：立正姿势，手臂自然下垂，中指指尖所对的大腿外侧中线处。

（3）手指同身寸取穴法

主要选取患者本人手指的某一部分作为长度单位并以此为标准来量取穴位，简单来说就是用手指比量取穴，也是中医临床时常用的取穴法之一。患者有高矮胖瘦之分，故有医者用自己手指根据患者体型加减进行部位取穴。

拇指同身寸

拇指指间关节的横向宽度为 1 寸，此方法适用于四肢部位取穴。

中指同身寸

中指中节屈曲，内侧两端纹头之间作为 1 寸。一般只适用于下腹部和小腿部的取穴。

横指同身寸

分为二指横寸、三指横寸、四指横寸。多用于四肢、下腹及背部的直寸取穴。

二指横寸：又称"二横指"，食指和中指二指指腹横宽为 1.5 寸。

三指横寸：又称"三横指"，食指、中指和无名指并拢，三指指腹横宽

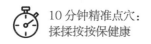
为2寸。

四指横寸：又称"一夫法"，食指、中指、无名指、小指并拢，四指横向宽度为3寸。

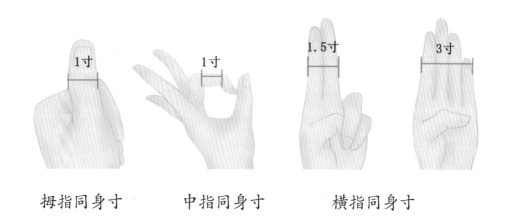

拇指同身寸　　　　中指同身寸　　　　横指同身寸

（4）骨度分寸取穴法

《黄帝内经·灵枢·骨度》中记载了人体的各部位骨骼尺寸，被后人用作量取穴位的折算长度标准，称为"骨度法"。主要以患者骨节为标志测量周身各部位的大小、长短，按比例折算尺寸作为取穴标准。常用于腧穴取穴标准。

例如，眉间（印堂）到前发际正中为3寸，前后发际间为12寸，耳后两乳突出间为9寸，两乳间为8寸，胸骨体下缘至脐中为8寸，脐孔至耻骨联合上缘为5寸，腋前（后）横纹至肘横纹为9寸等。

（5）人体标志参考取穴法

主要利用分布于全身体表的肌肉标志和骨骼标志来参考取穴，一般分为活动标志法和固定标志法。

活动标志法

主要是指利用关节、肌肉等随着人体活动而出现的孔隙、凹陷、皱纹等动作标志来取穴的方法。这种取穴法需要做出相应的动作姿势才能出现参考标志。

例如，闭口取颧弓和下颌切迹之间的凹陷处为"下关穴"；张口则取耳屏前的凹陷处为"耳门穴"；屈肘在肘横纹头处取"曲池穴"；外展上臂时肩峰前下方的凹陷中则取"肩髃穴"；将拇指竖起，拇长、短伸肌肌腱之间凹陷中取"阳溪穴"。

固定标志法

主要是指利用身体的五官、毛发、指（趾）甲、脚踝、乳头、肚脐或骨节凸起、凹陷及肌肉隆起等固定标志来取穴的方法。一般在按摩速疗时，可参考人体穴位图来定位取穴。

例如，肚脐中央为"神阙穴"，两乳头连线中点是"膻中穴"，鼻尖取"素髎穴"，两眉中间取"印堂穴"，低头后颈部第七颈椎棘突下是"大椎穴"等。

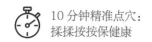
四、点穴常见的八大手法

在中医学上，点穴被广泛应用于各种疾病的临床治疗。点穴法将手法和经穴相结合，通过气血营卫的循环，促进五脏精气的反应，使先天的支配能力和后天的供给气血过程达到生理平衡，从而消除疾病症状，恢复健康。点穴法主要分为点、闭、拿、弹、拨、提、压、掐8 种手法，若与按摩相互配合，会有更好的疗效。

1. 点法

点法，是以各指指端、肘部或屈指关节突处，按压在人体某一部位或穴位上，并逐渐用力下压的一种手法。点法分为拇指点法、中指点法、食指点法和指节背点法。常用于胸腹部、背腰部、四肢、臀等组织肥厚的部位。

2. 闭法

取一穴位，用掌的后半部发出寸劲拍下，然后紧紧贴住所拍的穴位，把穴位闭住，此为闭法。

3. 拿法

以手任意一指或四指对称用力，逐渐用力提拿揉捏某一部位或穴位的一种手法。一般包括三指拿法和五指拿法等。拿法刺激性较强，多用于颈项、肩背、四肢等肌肉筋腱较厚的部位。

4. 弹法

以拇指和中指、食指将穴位处的筋头捏拿着，突然向上一提，再向下一丢，如弹弓弦一般，此为弹法。在以弹法施治时，受治者一般会出现酸、麻、胀的触电传导般的感觉。

5. 拨法

以左手的拇指和中指、食指将经筋和神经的走行部位一端拿稳后，固定不动，右手的拇指、食指、中指沿着经筋行走的部位突然提起丢下，或向相反的方向直推向另一端，此为拨法。

6. 提法

根据各个不同的部位，如腰背部，用双手的拇指、食指、中指将肌肉和肌腱提起向上并依次走动为提法。

7. 压法

一般以手指、掌面或肘尖为着力点来对体表的治疗部位进行按压的手法。有指压法、掌压法和肘压法。常用于胸背、腰臀以及四肢等部位。

8. 掐法

用手指指尖用力按压穴位的一种手法。用力较重而刺激面积较小，是开窍解痉的强刺激手法。一般用于人中等面部、四肢肢端较敏感等部位。

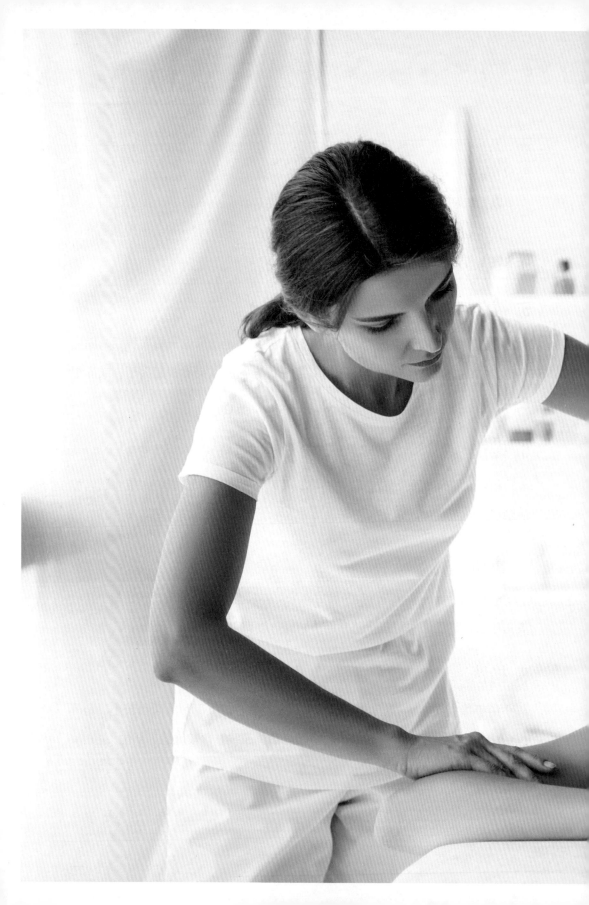

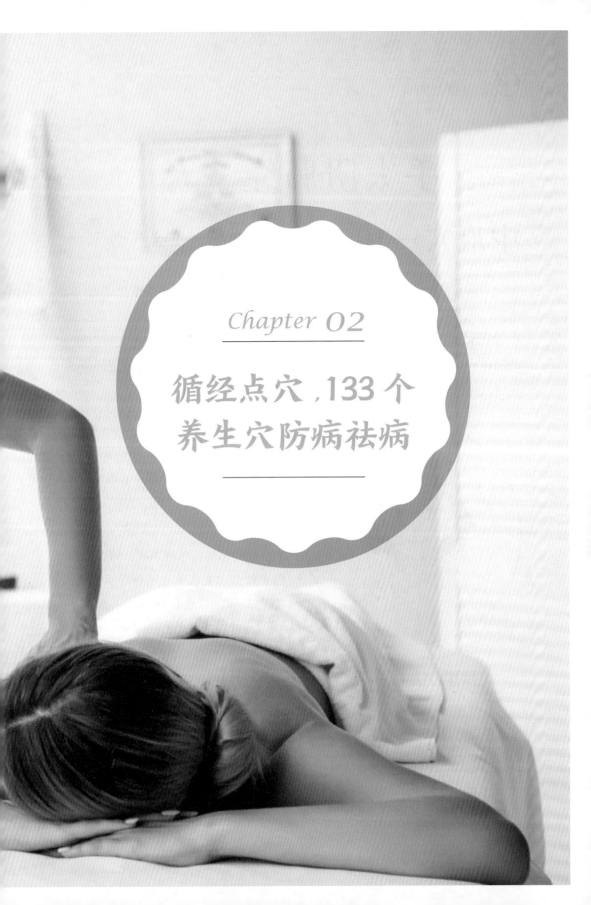

Chapter 02

循经点穴，133个养生穴防病祛病

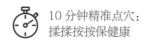
一、手太阴肺经

中府穴——调补中气，宣肺理气，止咳平喘

中府穴是调补中气的要穴。中，中气也，天地之气，亦指中焦、胸中与中间；府，聚也。中府是指天地之气在胸中聚积之处，因此中府穴有宣肺理气、和胃利水、止咳平喘、清泻肺热、健脾补气等功效。经常按摩此穴可以顺畅肺部经脉，激发肺脾胃之气，疏通中焦瘀积之气，行气解郁，使呼吸更加通畅，还可以强化淋巴循环，减轻胸闷、肩背痛。

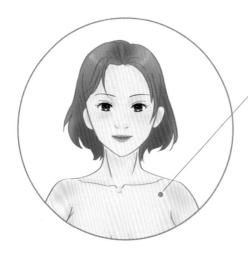

定位：中府穴位于胸前壁的外上方，平第一肋间隙，距前正中线6寸处。

适合病症：烦闷焦躁、胸闷气短、胸中烦热、支气管炎、肺结核、支气管扩张、肺炎、咳嗽、哮喘、肩周炎等。

【操作方法】

1. 按摩法：正坐或仰卧，食指、中指并拢，用指腹对准穴位，以揉法按摩至感到痛、闷、胀为宜。每日按摩2～3次，每次按摩2～5分钟即可。

2. 艾灸法：可使用艾条灸10～15分钟，艾炷灸3壮。

【配穴治疗】

中府穴配定喘穴、内关穴，治疗哮喘。

尺泽穴——清宣肺气，泻火降逆，清热和中

尺，指前臂部；泽，为水聚集的地方。尺泽在肘窝深处，为肺经的合穴。合，为汇合之意，经气自四肢末端汇合在此，进入脏腑。故尺泽穴经气充盛，与脏腑功能密切相关。

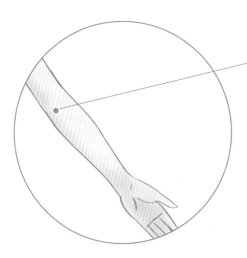

定位：尺泽穴位于肘横纹中，肱二头肌肌腱桡侧凹陷处。

适合病症：肺结核、肺炎、咯血、支气管炎、支气管哮喘、咽喉肿痛、胸膜炎、腹胀、腹痛、发热、呕吐、泄泻、上肢瘫痪、肘关节屈伸不利等。

【操作方法】

1.按摩法：伸臂向前，稍弯曲，另一手掌轻托住肘部，弯曲拇指，按压力度要大，以指腹按压至有酸痛感为宜。每日按摩2～3次，每次按摩1～3分钟。

2.艾灸法：手臂略微弯曲，另一手持点燃的艾条，将燃头对准穴位，距离皮肤2～3厘米，以温热为度，每次灸治5～10分钟。

【配穴治疗】

① 尺泽穴配合谷穴，有祛瘀止痛的作用，主治肘臂挛痛、肘关节屈伸不利。

② 尺泽穴配列缺、肺俞穴，有降气止咳平喘的作用，主治咳嗽、气喘。

③ 尺泽穴配委中穴，有清热化湿的作用，主治吐泻。

④ 尺泽穴配太渊穴，治咳嗽、气喘。

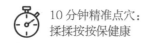

列缺穴——止咳平喘，通经活络，利水通淋

列，通"裂"，分裂的意思；缺，指缺口。列缺名意指肺经经水在此破缺溃散并流溢四方。列缺穴的形态就是前臂桡骨茎突旁的凹陷。列缺穴也有通上彻下的功能，这个穴位在解剖上的位置正好在两条肌腱之间，而且列缺是肺的络穴，从这里又开始走入大肠经，一分为二，贯穿于两条经络之间，正好应了列缺之名。

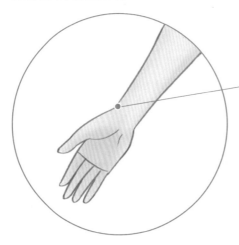

定位：列缺穴位于前臂桡侧缘，桡骨茎突上方，腕横纹上 1.5 寸处，肱桡肌与拇长展肌肌腱之间。

适合病症：偏头痛、头痛、颜面神经痉挛及麻痹、牙关紧闭、齿痛以及颈部僵硬疼痛等头、颈部疾病，感冒、支气管炎、遗精、小便难、痛经等。

【操作方法】

1.按摩法：按摩时，被按摩的手轻握拳，另一手食指指端置于穴位上，用食指指腹按揉穴位，或用食指指尖掐按穴位，以出现酸胀感为宜。每日按摩 35 次，每次按摩 1～3 分钟。

2.艾灸法：手持点燃的艾条，将燃头对准穴位所在位置，距离皮肤 2～3 厘米，以温热为度。注意随时清理艾条上的艾灰，以免掉落后烫伤皮肤。自己艾灸时注意自我感受，以舒适为度。每次灸治 5～10 分钟。

【配穴治疗】

列缺穴配风池穴、风门穴，可治疗感冒、咳嗽、头痛等病症。

太渊穴——止咳化痰，通调血脉，补气养肺

太，意为大到极致；渊，深洞、深涧的意思。太渊形容此穴位犹如山间的深渊，泉水充盈。太渊穴为肺经的原穴，原穴是脏腑元气经过和留止的腧穴，而元气来源于脐下肾间，是人体生命活动的原动力。肺主气，司呼吸，气能生血、行血，为血之统帅。中医认为肺朝百脉，脉会太渊。百脉交会于太渊。可见太渊穴与人体气血关系之密切。

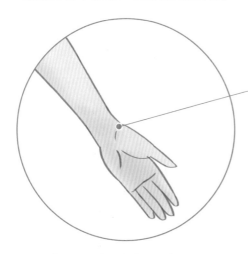

定位：太渊穴在腕横纹桡侧，桡动脉搏动处。

适合病症：感冒、咳嗽、支气管炎、扁桃体炎、肺炎、心动过速、无脉症、脉管炎、心慌气短、少气懒言、面色苍白、脉搏微弱、膈肌痉挛等。

【操作方法】

1.按摩法：正坐，手臂前伸，另一只手握住该手手腕，用拇指指腹和指尖按揉穴位，至有酸胀感为宜。每日按摩30次，每次按摩1～3分钟。

2.艾灸法：手持点燃的艾条，将艾条燃头对准太渊所在位置，距离皮肤2～3厘米，每次灸治5～15分钟。

【配穴治疗】

① 太渊穴配尺泽穴、鱼际穴、三阴交穴，治咯血。

② 太渊穴配列缺穴、颊车穴、合谷穴，缓解牙齿疼痛。

③ 太渊穴配公孙穴、隐白穴、阴陵泉穴，治烦怨不卧。

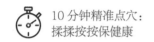

鱼际穴——疏经通络，清宣肺气，清热利咽

　　鱼，比喻水中之物，阴中之阳；际，际会、会聚的意思。鱼际，就是水中之阳聚集。表示该穴内气血由阴向阳转变。因为该穴所处为西方之地，地性干燥，肺经经水流至此处吸收脾土之热后大量蒸发上达于天，即向上蒸腾至头部、咽喉。

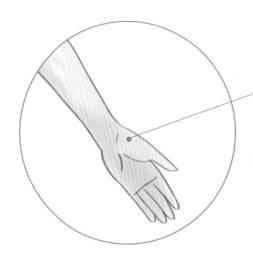

定位：鱼际穴位于第一掌骨桡侧中点，赤白肉际处。

适合病症：咽喉肿痛、扁桃体炎、咽喉炎、咳嗽、发热、支气管哮喘、声带长茧、失音，以及手部冻疮、大鱼际萎缩、腱鞘炎等。

【操作方法】

　　1.按摩法：一只手的手掌握着另一只手的手背，拇指弯曲，用掐法按摩，以出现痛感或酸胀感为宜。每日按摩 3 次，每次按摩 1～3 分钟。

　　2.刮痧法：痧板直立，与皮肤呈合适角度，用合适的力道刮鱼际部位，以出现红点（痧）为宜。

【配穴治疗】

① 鱼际穴配孔最穴、尺泽穴，治疗咳嗽、咯血。

② 鱼际穴配少商穴，治疗咽喉肿痛。

③ 鱼际穴配合谷穴，治疗肺热所致的咳嗽、咽喉肿痛、失音。

少商穴——清热解表，通利咽喉，醒神开窍

少，小的意思；商，在古代指滴漏，是用滴水漏下来计时的器具。少商意为穴内经水如水滴渗漏而下，较为稀少。少商在拇指之端，为肺经的最后一个穴位，经水在此由体表经脉流入体内经脉。由于经水较少，且处于经脉的体表部位，外邪最易侵入此穴，向内传导。

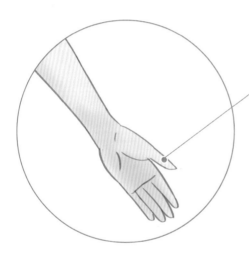

定位：少商穴在拇指末节桡侧，距指甲角0.1寸（指寸）处。

适合病症：感冒发热、支气管炎、肺炎、咯血、扁桃体炎、腮腺炎、食管狭窄、黄疸、齿龈出血、舌下肿瘤、口颊炎、脑出血、癔症、失眠等。

【操作方法】

1.按摩法：将拇指伸出，用一只手的食指和中指轻轻握住此拇指，另一只手的拇指弯曲，用指甲尖垂直掐按，以出现刺痛感为宜。每日按摩3次，每次按摩1～3分钟。

2.艾灸法：艾条雀啄灸，即像麻雀进食时头部一上一下地运动，艾条距皮肤0.5～1.0厘米，以穴位灼热、出现红晕为度，痊愈即止。

【配穴治疗】

① 少商穴配大椎穴、曲池穴、中冲穴，治疗小儿惊风。

② 少商穴配天突穴、合谷穴，主治咽喉肿痛。

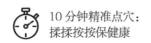

经渠穴——蒸发散热,止咳理气,治足心痛

经渠穴隶属于手太阴肺经之经穴。经,经过、路径也;渠,水流之道路也。经渠穴因处于列缺穴之下部,列缺穴流溢溃决之水在此处又回流肺经,成为肺经经水流经的渠道,故而得名经渠穴。经渠穴属金,经渠穴物质为地部经水和天部之气,地部经水性温热,天部之气性凉湿。

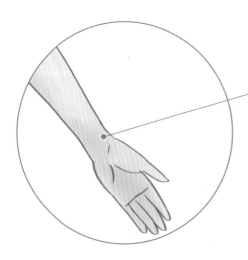

定位:经渠穴位于前臂掌面桡侧,桡骨茎突与桡动脉之间,腕横纹上1寸凹陷处。

适合病症:气管炎、支气管炎、哮喘、肺炎、扁桃体炎、发热、胸痛、膈肌痉挛、食管痉挛、桡神经痛或麻痹、手腕痛等。

【操作方法】

按摩法:用中指指腹用力按压经渠穴,以感到酸胀为宜。每日按摩1次,每次按摩1~3分钟。

【配穴治疗】

① 经渠穴配肺俞穴,可治疗咳嗽。

② 经渠穴配丘墟穴,可宽胸理气,治疗咳嗽胸满、胸背痛等症状。

③ 经渠穴配丘墟穴、鱼际穴、昆仑穴、京骨穴,可疏经活血、缓解背痛。

侠白穴——宣肺理气，宽胸和胃

侠，挟也，指穴位的功能作用；白，肺之色，指气血物质在经过本穴的转变后所表现出来的特征。侠白意指肺经气血在此分清降浊。本穴的气血物质为天府穴传来的雨状云系，由于气血物质不断地远离人体的胸腹高温区，因此水湿云气在本穴处的变化是一个散热、冷降、缩合的过程。

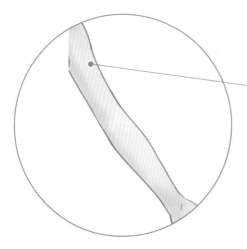

定位：侠白穴位于天府穴下 1 寸，肘横纹上 5 寸处。

适合病症：支气管炎、支气管哮喘、肺炎、咳嗽、干呕、恐惧、心动过速、上臂内侧神经痛等。

【操作方法】

1. 按摩法：用拇指按住此穴用力下压或按揉，时间约为 3 分钟，以有酸胀感觉为佳。

2. 艾灸法：手持点燃的艾条，将燃头对准穴位灸 10 分钟左右。

【配穴治疗】

侠白穴配曲池穴，可治肩臂痛。

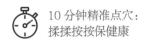
云门穴——清肺除烦，止咳平喘，通利关节

云门穴为手太阴肺经第二穴，云指云雾，门指门户。云门的意思是指人体气血似云雾一样，能滋生万物，而其首出之处即称为云门。云门穴之所以得名"云门"，就是因为它是肺经与其他经络交换物质的一个门户，是气体宣发的地方。

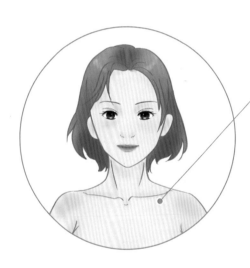

定位：云门穴位于胸前壁外上方，肩胛骨喙突上方，锁骨下窝凹陷处，距前正中线6寸。

适合病症：气管炎、咳嗽、胸痛、胸中热、哮喘、肩臂痛、上肢不举等。

【操作方法】

1.按摩法：用手轻按云门穴，每日按摩3次，每次按摩1～2分钟即可。

2.艾灸法：可选择艾炷灸3～5壮，也可用点燃的艾条对准穴位灸10～15分钟。

【配穴治疗】

云门穴配中府穴，辅助治疗咳嗽，宣肺理气。

孔最穴——清热止血，润肺理气

孔，孔隙的意思；最，多的意思。此处穴位是肺经之穴、肺之时序应秋，其性燥、肺经所过之处其土（肌肉）亦燥（肺经之地为西方之地），尺泽穴流来的地部经水大部分渗透入脾土之中，脾土在承运地部的经水时如过筛一般，故名孔最穴，经常按摩此穴位，有清热止血、润肺理气的功效。

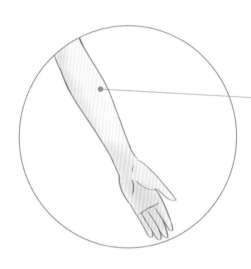

定位：孔最穴位于前臂掌面桡侧，当尺泽穴与太渊穴连线上，腕横纹上7寸处。

适合病症：咯血、咽喉炎、扁桃体炎、支气管炎、支气管哮喘、肘臂痛、手关节痛、痔疮、大肠炎等。

【操作方法】

1.按摩法：用一指按揉孔最穴，力度要适宜，可以起到揉活放松的效果。每日按摩3～5次，每次按摩3～4分钟，速度一般为每分钟100～200次。

2.艾灸法：可选择艾炷灸5壮，也可用点燃的艾条对准穴位灸15分钟左右。

【配穴治疗】

①孔最穴配肺俞穴、尺泽穴，可治咳嗽、气喘。

②孔最穴配鱼际穴，可治咯血。

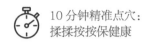

二、手阳明大肠经

迎香穴——祛风通窍，理气止痛

迎，是迎接的意思；香，是指脾胃五谷之气。迎香在鼻翼旁，邻近足阳明胃经，能接受来自胃经的经气。《针灸甲乙经》云："鼻鼽不利，空洞气塞，喎僻多涕，鼽衄有痈，迎香主之。"

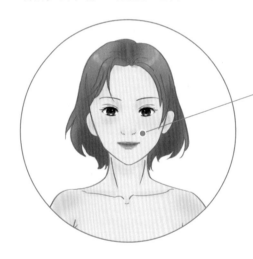

定位：迎香穴位于鼻翼外缘中点旁，当鼻唇沟中间处。

适合病症：鼻炎、鼻窦炎、鼻出血、鼻息肉、嗅觉减退、面肿面痒、面神经麻痹、面部痉挛、口喎、牙痛、胆道蛔虫症等。

【操作方法】

1.按摩法：正坐或仰卧，双手轻握拳，食指伸直，用食指的指腹垂直按揉穴位，一个手指按摩一个穴位，同时按摩。也可用一只手的拇指和食指分别按摩两个穴位，至有酸麻的感觉为宜。每日早晚各按摩1次，每次按摩1～3分钟。

2.艾灸法：调温和灸，以穴位温热、出现红晕为度，每日1次，10次为1个疗程，平时经常保健施灸。

【配穴治疗】

迎香穴配承泣穴、四白穴、上关穴，治疗口眼喎斜。

肩髎穴——通经活络，疏风散热

肩，指肩膀；髎，指骨头之间的凹陷。肩髎穴即位于肩部关节之间的凹陷处。"肩髎"意指三焦经经气在此化雨冷降归于地部。本穴物质为臑会穴传来的天部阳气，至本穴后，因散热吸湿而化为寒湿的水湿云气，水湿云气冷降后归于地部，冷降的雨滴如从孔隙中漏落一般，故名肩髎穴。

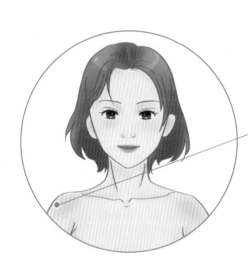

定位：肩髎穴位于肩部三角肌上，当臂外展或向前平伸时，肩峰前下方有两个凹陷，当肩峰前下方凹陷处。

适合病症：高血压、乳腺炎、瘾疹、肩臂疼痛、上肢不遂、颈项强直及肩周炎等。

【操作方法】

1. 按摩法：正坐或直立，屈肘抬臂，与肩同高，另一只手中指置于穴位上，用指腹垂直按压，至出现酸、麻、痛、胀的感觉为宜。每日早晚各按摩 1 次，每次按摩 1 ~ 3 分钟。

2. 艾灸法：将点燃的艾条燃头对准肩髎穴所在位置，距离皮肤 2 ~ 3 厘米，灸 10 ~ 15 分钟。

【配穴治疗】

① 肩髎穴配肩髎穴、肩贞穴、臑俞穴，治疗肩周炎。

② 肩髎穴配曲池穴、外关穴、合谷穴，治疗上肢不遂。

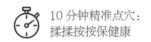

曲池穴——疏风清热，清胃肠热，通络活血

曲，隐秘，不太察觉之意；池，水的围合之处、汇合之所。本穴物质为手三里穴降地之雨气化而来，位处地之上部，性湿浊滞重，有如雾露，为隐秘之水，故名曲池穴。

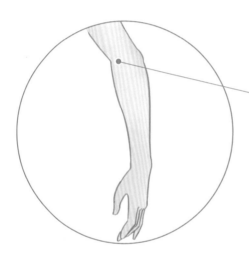

定位：屈肘成直角，在时横纹外侧端与肱骨外上髁连线的中点处。

适合病症：瘾疹、湿疹、丹毒、疖疮、皮肤干燥、原发性高血压、贫血、肩关节疼痛、肘关节疼痛、上肢瘫痪、热病、感冒发热、癫狂等。

【操作方法】

1.按摩法：正坐，屈肘成直角，前臂贴在腹部，另一手握住肘部，拇指对准穴位，用指腹垂直按揉，至出现酸痛感为宜。每日早晚各按摩1次，每次按摩1～3分钟。

2.艾灸法：雀啄灸，即像麻雀进食时头部一上一下地运动，艾条距皮肤0.5～1.0厘米，从而产生一阵阵的灼热感，以穴位灼热、出现红晕为度。

【配穴治疗】

① 曲池穴配合谷穴、外关穴，治疗感冒发热、咽喉炎、扁桃体炎。

② 曲池穴配合谷穴、血海穴，治疗瘾疹。

手三里穴——通经活络，清热明目，调理肠胃

手，指穴所在部位为手部；三里，指穴内气血物质所覆盖的范围。该穴名意指大肠经冷降的浊气在此覆盖较大的范围。本穴物质由上廉穴传来，上廉穴的水湿云气化雨而降，在该穴处覆盖的范围如三里之广，故名手三里。

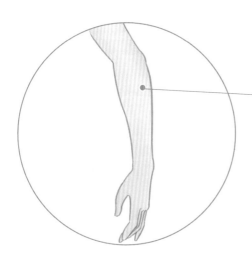

定位：手三里穴位于前臂背面桡侧，阳溪与曲池连线上，肘横纹下 2 寸处。

适合病症：牙痛、口腔炎、咽喉肿痛、眼部病症、面神经炎、肩臂痛、肘痛、上肢麻痹、半身不遂、溃疡病、肠炎、感冒、乳腺炎、高血压病等。

【操作方法】

1.按摩法：屈肘成直角，前臂贴在腹部，另一手托住肘部，拇指对准穴位，用指腹垂直按揉穴位，至有较强酸痛感为宜。每日早晚各按摩1次，每次按摩1～3分钟。

2.艾灸法：艾炷隔姜灸。选用半截橄榄大小艾炷，每穴9壮，每日或隔日1次，10次为1个疗程。或用艾条灸10～20分钟。

【配穴治疗】

手三里穴配曲池穴，治上肢不遂。

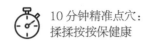
阳溪穴——清热散风，通利关节

阳，热、热气的意思，指本穴的气血物质为阳热之气；溪，指气血运行的路径。阳溪穴位于手腕背侧横纹前两筋的凹陷中，像一条小溪。大肠经经气在此处吸收热量后蒸腾上行到天部，即头面部。所以阳溪穴虽然在手腕，却可治疗头面部的疾病。

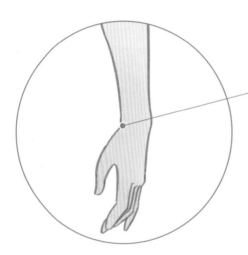

定位：阳溪穴位于腕背横纹桡侧，拇指上翘时，当拇短伸肌肌腱与拇长伸肌肌腱之间的凹陷中。

适合病症：头痛、耳鸣、耳聋、牙痛、咽喉肿痛、角膜炎、结膜炎、面神经炎、热病心烦、癫痫、癔症、精神病，腕部、肘部及肩部僵硬、活动不利、疼痛等。

【操作方法】

1.按摩法：手掌侧放，拇指上翘，另一手轻握住其手腕，拇指弯曲，用指甲垂直掐按穴位，至有较强的酸胀感为宜。每日按摩3次，每次按摩1~3分钟。

2.艾灸法：手持燃着的艾条，放于阳溪穴上方距皮肤2~3厘米处，感受艾条传导的热量，以穴位灼热、出现红晕为度。

【配穴治疗】

① 阳溪穴配合谷穴，治疗头痛。

② 阳溪穴配列缺穴，治疗腕关节炎。

③ 阳溪穴配阳谷穴，治疗热病心烦、癫狂、癔症。

合谷穴——镇静止痛，通经活络，清热解表

合谷，也叫虎口，位于拇指与食指之间。合，汇聚的意思；谷，为两山之间的凹陷部分。合谷之名，既指该穴位于拇指和食指的凹陷之中，也指大肠经气汇聚于此。合谷为大肠经的原穴，有调节大肠经气血的作用。《四总歌诀》有"面口合谷收"的说法，意为合谷可治疗头、面、口部的疾病。

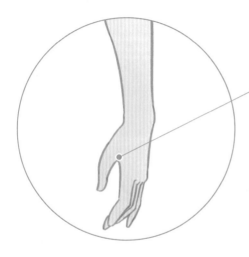

定位：合谷穴位于手背，第一、第二掌骨间，第二掌骨桡侧的中点处。

适合病症：牙痛、头痛、三叉神经痛、牙关紧闭、口眼㖞斜、面神经麻痹、耳鸣、耳聋、痄腮、鼻衄（流鼻血）、感冒发热，手腕、肩部、颈部疼痛，腹胀、腹痛、闭经、滞产等。

【操作方法】

1.按摩法：轻握空拳，拇指与食指指尖相触，另一只手轻轻握住该拳头，用拇指指腹垂直按压穴位，至出现酸痛胀感为宜。每日按摩3次，每次按摩1～3分钟。

2.艾灸法：举起或平抬上臂，手拿点燃的艾条，将艾条燃头对准合谷穴所在位置，距离皮肤2～3厘米进行灸治。

【配穴治疗】

① 合谷穴配太阳穴，治头痛；配太冲穴，治目赤肿痛。

② 合谷穴配迎香穴，治鼻疾；配三阴交穴，治经闭、滞产。

③ 合谷穴配少商穴，治咽喉肿痛；配地仓穴、颊车穴，治口眼㖞斜。

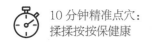
商阳穴——清热泻火，发汗祛邪，醒神开窍

商，指漏刻，古代的计时之器，以水滴下来计时；阳，指阳气。商阳就是大肠经体内经脉气血向体表经脉运行的出口。由于其位置表浅，与外界相通，故可调节排出人体内的汗液和邪气。当高热昏迷、中暑、中风时，刺激商阳穴可发汗泻热，缓解症状。

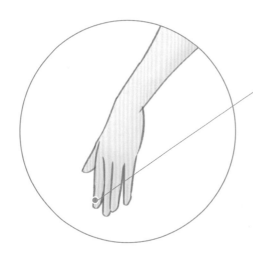

定位：商阳穴位于食指末节桡侧，指甲根角旁0.1寸处。

适合病症：齿痛、咽喉肿痛、目赤肿痛、青光眼、中暑、高热昏迷、热病汗不出、中风昏迷等。

【操作方法】

1. 按摩法：伸出手掌，掌心向下，另一只手拇指和食指夹住该手食指末端，用拇指指甲尖掐按商阳穴，以出现刺痛感为宜。每日按摩3次，每次按摩1～3分钟。

2. 刮痧法：坐姿，手持刮具在商阳穴处直接进行刮拭，以刮出痧痕或血点为止。

【配穴治疗】

① 商阳穴配少商穴、中冲穴，治疗中风昏迷。

② 商阳穴配合谷穴、厉兑穴，治疗热病汗不出。

三、足阳明胃经

头维穴——清利头目，止痛镇痉

头，指穴位所在的部位；维，维持、维系之意。头维指本穴的气血物质有维持头部正常运转的作用。头部为诸阳之会，它要靠各条经脉不断地输送阳气及营养物质才能维持正常运行。胃经属多气多血之经，源源不断地供应头部气血物质，而胃经气血需要靠头维穴上传于头部，所以头维穴对头部而言极为重要。

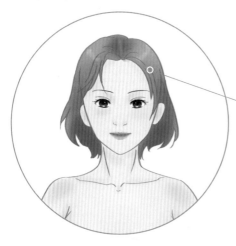

定位：头维穴位于头侧部，当额角发际上 0.5 寸，头正中线旁 4.5 寸处。

适合病症：偏头痛、前额神经痛、血管性头痛、精神分裂症、面神经麻痹、脑出血、高血压病、卒中后遗症、结膜炎、视力减退等。

【操作方法】

1. 按摩法：正坐、仰靠或仰卧，食指与中指并拢，用两指指腹按压穴位，至有酸胀感为宜。每日早晚各按摩 1 次，每次按摩 1 ~ 3 分钟。

2. 艾灸法：采用坐姿，施灸者手持燃着的艾条，对着头维穴施灸，灸至局部红晕温热为度。

【配穴治疗】

头维穴配大陵穴，治疗头痛如破，目痛如脱。

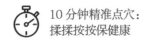

下关穴——消肿止痛，益气聪耳，疏风清热

下，指此处穴位调节的气血物质为属阴、属下的重浊水湿；关，是关卡的意思。下关意为此处穴位可使胃经上输头部的气血物质中的阴浊部分下降，而让阳气通过，具有类似关卡的作用。

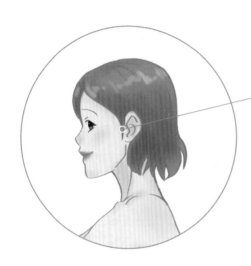

定位：下关穴位于面部耳前方，当颧弓与下颌切迹所形成的凹陷中，张口时隆起，宜闭口取穴。

适合病症：耳聋、耳鸣、牙痛、口眼㖞斜、面痛、三叉神经痛、面神经麻痹、下颌疼痛、牙关紧闭、张嘴困难、颞颌关节炎。

【操作方法】

1.按摩法：正坐、仰卧或仰靠，闭口，手掌握拳，中指置于穴位上，用指腹按揉，以出现酸胀感为宜。每日按摩3次，每次按摩1～3分钟。

2.刮痧法：坐姿，嘴唇微闭，眼微闭，用刮痧板在该穴位处轻刮。

【配穴治疗】

① 下关穴配翳风穴，治疗耳疾。

② 下关穴配听宫穴、翳风穴、合谷穴，主治颞颌关节炎。

③ 下关穴配颊车穴、合谷穴、外关穴，治疗牙关紧闭。

④ 下关穴配阳溪穴、关冲穴、阳谷穴，主治耳鸣、耳聋。

承泣穴——疏通经络，散风清热，明目止泪

承，受的意思；泣，指眼泪、水液。承泣是指胃经体内经脉气血物质由本穴而出。本穴物质为胃经体内经脉气血上行所化，在体内经脉中，气血物质是以气的形式而上行，由体内经脉出体表经脉后经气冷却液化为经水，经水位于胃经最上部，处于不稳定状态，如泪液之要滴下，故名承泣穴。

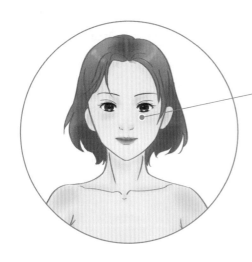

定位：承泣穴位于瞳孔直下，当眼球与眶下缘之间。

适合病症：急慢性结膜炎、近视、远视、散光、青光眼、色盲、夜盲症、睑缘炎、角膜炎、视神经萎缩、白内障、视网膜色素变性、面神经麻痹等。

【操作方法】

按摩法：正坐、仰靠或者仰卧，眼睛直视前方，食指伸直，指尖放在眼眶的边缘处，用指腹按揉穴位，以出现酸痛感为宜。每日按摩3次，每次按摩1～3分钟。

【配穴治疗】

① 承泣穴配太阳穴，可治目赤肿痛。
② 承泣穴配阳白穴，可治口眼㖞斜。

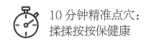

四白穴——祛风明目，通经活络

四白穴是人体的一个重要穴位。四，数词，四面八方的意思；白，明亮的意思。四白穴在眼睛周围，由该穴位的名字和位置可知，四白穴与眼睛的功能密切相关。四白穴也叫美白穴、养颜穴。每日坚持按摩四白穴，皮肤会变得细腻。

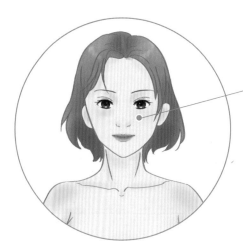

定位：四白穴位于面部，瞳孔直下，当颧骨上方凹陷中。

适合病症：角膜炎、近视、青光眼、夜盲症、结膜瘙痒、角膜白斑、鼻窦炎、三叉神经痛、面神经麻痹、面肌痉挛、头痛、眩晕等。

【操作方法】

按摩法：正坐、仰卧或仰靠，将食指置于穴位上，同时以食指指腹按揉左右穴位，至出现酸痛感为宜，每日按摩3次，每次按摩1～3分钟。

【配穴治疗】

① 四白穴配攒竹穴，可治疗眼睑眴动。

② 四白穴配人迎穴，可加速脸部血液循环，去皱美白。

地仓穴——祛风止痛，舒筋活络

地，意为脾胃之土；仓，五谷存储聚散之所。地仓之名指胃经地部的经水在此聚散。本穴内的物质为胃经上部诸穴的地部经水汇聚而成，经水汇聚本穴后，再由本穴分流输配，有仓储的聚散作用。

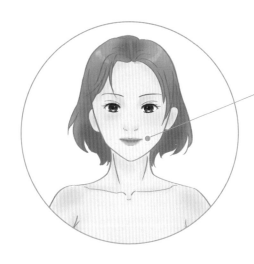

定位：地仓穴位于面部，在口角外侧，上直对瞳孔。

适合病症：面神经麻痹、面肌痉挛、三叉神经痛、口角炎、小儿流涎等。

【操作方法】

1.按摩法：正坐或仰卧，闭口。举起双手，分别将食指置于口角两旁的地仓穴上，用指腹按揉穴位，至出现酸、痛、麻、胀的感觉为宜。每日早晚各按摩 1 次，每次 1 ~ 3 分钟。

2.艾灸法：手持点燃的艾条，将燃头对准地仓穴所在位置，距离皮肤 2 ~ 3 厘米，或感觉温热为止。

【配穴治疗】

① 地仓穴配颊车穴、合谷穴，治疗口㖞、流涎、齿痛、唇缓不收等病症。

② 地仓穴配颊车穴、承浆穴、合谷穴，治疗口噤不开。

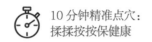
梁门穴——和胃理气，健脾调中

梁，是指屋顶上的横木；门，是出入的通道。梁门指胃经的气血物质被本穴约束。本穴物质为承满穴传来的地部经水，本穴为腹部肉之隆起（脾土堆积）处，有约束经水向下流行的作用，经水的下行是满溢之状，如跨梁而过，故名梁门穴。

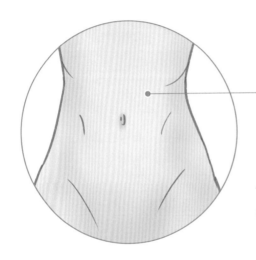

定位：梁门穴位于人体的上腹部，当脐中上4寸，距前正中线2寸。

适合病症：胃痛、胃痉挛、溃疡病、胃下垂、胃炎、胃神经官能症、呕吐、食欲不振、腹胀、腹泻、肠炎、痢疾、消化不良等。

【操作方法】

1.按摩法：正坐、仰卧或站立，食指和中指并拢伸直，其余三指屈曲，中指指腹置于穴位上，垂直向下按揉，同时用食指指腹按揉周围穴位，以出现酸痛感为宜。每日按摩3次，每次按摩1~3分钟。

2.艾灸法：艾炷灸3~5壮，艾条灸10分钟左右。

【配穴治疗】

① 梁门穴配公孙穴、内关穴、足三里穴，可治胃痛、腹胀、呕吐。

② 梁门穴配中脘穴、手三里穴、足三里穴，可治溃疡病。

天枢穴——通调脏腑，理气行滞，调经止痛

天枢，星座名，北斗星之首；天，指天部，枢，是枢纽。天枢比喻天地之气相交的枢纽。天枢穴在脐旁 2 寸，正好位于人体的中部，是人体上下相交的枢纽。人的气机上下沟通，升降沉浮，均需要天枢穴，故天枢也是人体升清降浊的枢纽。天枢，是大肠的募穴，募穴是脏腑之气结聚于胸腹部的腧穴。

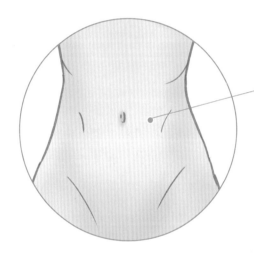

定位：天枢穴位于腹中部，距脐中 2 寸。

适合病症：便秘、腹胀、腹泻、腹痛、脐周围痛、腹水、肠麻痹、消化不良、恶心呕吐、月经不调、痛经等。

【操作方法】

1.按摩法：正坐或仰卧，双手各按与之同侧的穴位，食指和中指并拢，指腹置于穴位上，用力向下按揉，至出现酸痛感为宜。每日早晚各按摩1次，每次按摩1～3分钟。

2.艾灸法：手持点燃的艾条，将艾条燃头对准天枢穴所在位置，距离皮肤 2～3 厘米，或以皮肤耐受为准。

【配穴治疗】

① 天枢穴配上巨虚穴，有解毒、清热化湿的作用，主治急性细菌性痢疾。

② 天枢穴配足三里穴，有和中止泻的作用，主治小儿腹泻。

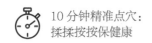
归来穴——温经散寒，行气止痛，利湿消炎

归来即返回之意，从水道穴传来的经水到达本穴后，受冲脉外散之热的影响，经水气化，逆胃经上行，就像流去之水复又归来，所以命名为"归来"。归来穴靠近子宫和生殖器官，按摩归来穴对各种妇科和男科疾病有很好的疗效。女性痛经，男性疝气，都可以通过按摩归来穴来预防和治疗。

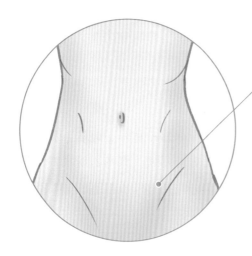

定位：归来穴位于下腹部，当脐中下 4 寸，距前正中线 2 寸处。

适合病症：月经不调、痛经、盆腔炎、带下、闭经、卵巢炎、子宫内膜炎、睾丸炎、小儿腹股沟疝、阴茎痛、男女生殖器疾病等。

【操作方法】

按摩法：正坐或仰卧或站立，食指和中指并拢伸直，中指指腹置于穴位上，食指置于穴位旁边，同时按揉穴位，以出现轻微刺痛和胀的感觉为宜。每日早晚各按摩 1 次，每次 1～3 分钟。

【配穴治疗】

① 归来穴配大敦穴，可治疝气。
② 归来穴配三阴交穴、中极穴，可治月经不调。

厉兑穴——清热和胃，苏厥醒神

厉，危、病的意思；兑，指口，在八卦中就是以兑指口。胃是水谷之海，主管受纳消化食物，而口则为食物进入的通道。厉兑能治疗口噤不能食、口喝以及胃肠方面的疾病。厉兑为胃经的井穴，井穴能治疗神志病症。

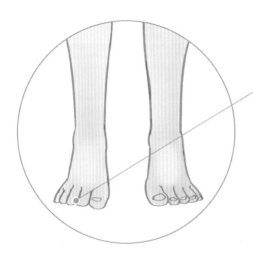

定位：厉兑穴位于足第二趾末节外侧，距趾甲角0.1寸（指寸）处。

适合病症：休克、癫痫、癔症、嗜睡、多梦、面神经麻痹、鼻炎、牙痛、咽喉肿痛、扁桃体炎、胃炎、下肢麻痹等。

【操作方法】

按摩法：取坐位，翘起脚尖，把对侧的手放在脚底托住脚，另一只手拇指置于穴位上，用指甲掐按穴位，以出现刺痛感为宜。每日早晚各按摩1次，每次1～3分钟。

【配穴治疗】

① 厉兑穴配条口穴、三阴交穴，有温经散寒、活络止痛的作用，主治胫寒不得卧。

② 厉兑穴配隐白穴、中冲穴、大敦穴，有豁痰、醒脑开窍的作用，主治中风昏迷。

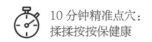
伏兔穴——祛风除湿，通经活络，散寒止痛

伏，停伏、降伏；兔，比喻风。伏兔别名外沟，属足阳明胃经。伏兔指胃经气血物质中的脾土微粒在此沉降堆积，犹如风停伏于此。

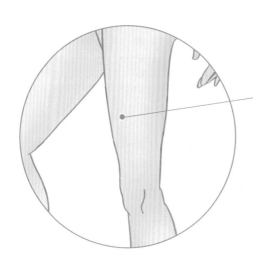

定位：伏兔穴位于大腿前面，当髂前上棘与髌骨外侧端的连线上，髌骨上缘上6寸处。

适合病症：风湿性关节炎、股外侧皮神经炎、下肢瘫痪、下肢痉挛、腰痛、瘾疹、脚气、腹股沟淋巴结炎等。

【操作方法】

按摩法：取坐位，双手的食指和中指并拢伸直，用指腹垂直按揉穴位。因此处肌肉较厚，若手指力度不够，可握拳，用手背的指关节突按揉穴位，以出现酸痛感为宜。每日早晚各按摩1次，每次1～3分钟。

【配穴治疗】

伏兔穴配肝俞穴，有温经行气的作用，主治寒疝。

犊鼻穴——通经活络，疏风散寒，消肿止痛

犊，指小牛；鼻，指鼻子。犊鼻，意为小牛的鼻子。犊鼻穴又叫外膝眼，它和内膝眼分居膝盖髌骨的两侧，犹如一对牛鼻子。此穴名非常形象地描述了穴位的形态。犊鼻穴位于膝关节部位，与膝关节的正常活动有很密切的联系。

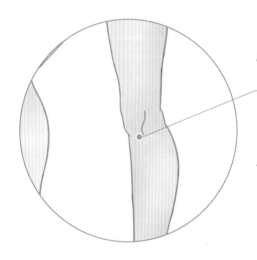

定位：犊鼻穴位于膝前区，髌韧带外侧凹陷中。

适合病症：膝关节肿痛、麻木、屈伸不利，下肢瘫痪、脚气等。

【操作方法】

按摩法：仰卧，拇指指腹置于穴位上，用力按揉穴位，至出现酸胀感为宜。每日早晚各按摩1次，每次1~3分钟。

【配穴治疗】

犊鼻穴配阳陵泉穴、足三里穴，主治膝痛。

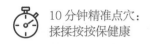

足三里穴——生发胃气，燥化脾湿

三里是指理上、理中、理下，意为该穴能调理腹部上、中、下三个部位的病症。《四总歌诀》有"肚腹三里留"的说法，可见足三里对胃肠病症疗效显著。足三里是养生保健中很重要的一个穴位。

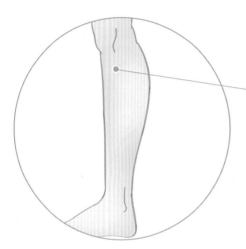

定位：足三里穴位于小腿前外侧，当犊鼻下 3 寸，距胫骨前缘 1 横指（中指）处。

适合病症：胃痛、腹胀、腹泻、呕吐、消化不良、泄泻、便秘、月经不调、痛经、不孕、产后血晕、乳腺炎、头晕、耳鸣、精神病、脚气等。

【操作方法】

1.按摩法：取坐位，双腿并拢屈曲，食指和中指伸直，指腹置于穴位上垂直用力按揉，至出现酸、胀、痛、麻的感觉为宜。每日早晚各按摩1次，每次1～3分钟。

2.艾灸法：隔姜灸，将生姜切片并扎数个孔，姜片置于足三里穴处，艾炷置于其上点燃施灸，每次 5 ～ 7 壮，以局部皮肤出现轻度红晕为度。

【配穴治疗】

① 足三里穴配冲阳穴、仆参穴、飞扬穴、复溜穴、完骨穴，主治足萎缩。
② 足三里穴配天枢穴、三阴交穴、肾俞穴、行间穴，主治月经过多。

上巨虚穴——理脾和胃，疏经调气

上，上部；巨，范围巨大；虚，虚少。上巨虚意为本穴的气血物质处于较低的层次，较高层次的气血物质虚少。上巨虚是大肠的下合穴，下合穴是六腑之气下合于足三阳经的六个腧穴。下合穴是治疗六腑病症的主要穴位。按摩或艾灸上巨虚穴能治疗肠痈、痢疾等肠道疾病。

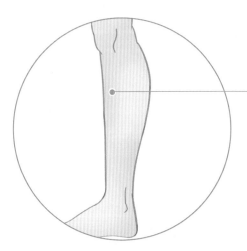

定位：上巨虚穴位于犊鼻下6寸，当足三里穴与下巨虚穴连线的中点处，距胫骨前缘1横指（中指）。

适合病症：阑尾炎、胃肠炎、泄泻、痢疾、疝气、便秘、消化不良、脑血管病后遗症、下肢麻痹或痉挛、膝关节肿痛等。

【操作方法】

1.按摩法：取坐位，双腿并拢屈膝，食指和中指并拢伸直，中指指腹置于穴位上，食指指腹置于穴位旁边，两指同时用力按揉穴位，以出现酸、麻、胀、痛的感觉为宜。每日按摩3次，每次按摩1～3分钟。

2.艾灸法：坐姿，艾条回旋灸，将燃着的艾条在穴位上方做往复回旋移动，以局部温热、出现红晕为度，每日1次。

【配穴治疗】

① 上巨虚穴配足三里穴、气海穴，主治便秘、泄泻。

② 上巨虚穴配天枢穴，主治痢疾。

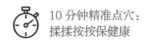
下巨虚穴——调理肠胃，清热利湿

下，下部；巨，范围巨大；虚，虚少。下巨虚意为本穴的气血物质处于较高的层次，较低层次的气血物质虚少。

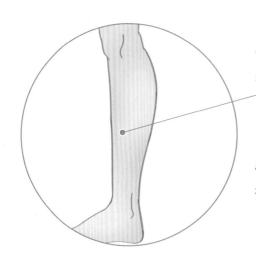

定位：下巨虚穴位于小腿前外侧，当犊鼻下9寸，距胫骨前缘1横指（中指）处。

适合病症：急慢性肠炎、急慢性肝炎、胰腺炎、癫痫、精神病、肋间神经痛、下肢瘫痪、下肢麻痹痉挛等。

【操作方法】

1.按摩法：取坐位，双腿并拢屈膝，食指和中指并拢伸直，中指指腹置于穴位上，食指指腹置于穴位旁边，两指同时用力按揉穴位，以出现酸、麻、胀、痛的感觉为宜。每日按摩3次，每次按摩1～3分钟。

2.艾灸法：坐姿，艾条回旋灸，以局部温热、出现红晕为度，每日1次，灸至病症消失后再巩固2～3次。

【配穴治疗】

① 下巨虚穴配幽门穴、太白穴，有清利湿热的作用，主治泻痢脓血。

② 下巨虚穴配阳陵泉穴、解溪穴，有活血通络的作用，主治下肢麻木。

丰隆穴——健脾化痰，和胃降逆

丰隆，象声词，为轰隆之假借词。本穴物质主要为条口穴、上巨虚穴、下巨虚穴传来的水湿云气，至本穴后，水湿云气化雨而降，如雷雨之轰隆有声，故名丰隆穴。

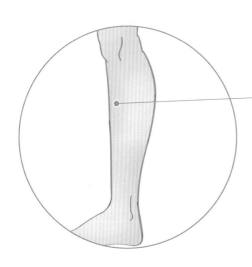

定位：丰隆穴位于小腿前外侧，当外踝尖上 8 寸，条口穴外 1 寸，距胫骨前缘 2 横指（中指）处。

适合病症：咳嗽痰多、急慢性支气管炎、哮喘、胸膜炎、呕吐、便秘、小腿酸痛、麻木、下肢痿痹、精神病、癔症、癫痫、失眠、头痛、眩晕等。

【操作方法】

1. 按摩法：取坐位，双腿并拢屈曲，食指和中指伸直，指腹置于穴位上，用指腹垂直用力按揉穴位，以出现酸、胀、痛的感觉为宜。每次按摩 1 ~ 3 分钟。

2. 艾灸法：正坐屈腿，可略微将小腿偏往一侧，手拿点燃的艾条，将艾条燃头对准丰隆穴位置，距离皮肤 2 ~ 3 厘米，或以人体耐受度为准。

【配穴治疗】

① 丰隆穴配冲阳穴，主治癫狂、精神病。

② 丰隆穴配肺俞穴、尺泽穴，主治咳嗽、哮喘。

③ 丰隆穴配照海穴、陶道穴，主治癫痫。

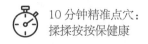
解溪穴——舒筋活络，清胃化痰，镇静安神

解，散的意思；溪，指地面流行的经水。解溪指的是胃经的地部经水由本穴散解，流溢四方。《医学入门》记载："足腕上、系鞋带处之凹陷中，适当吾人棘缚鞋带之处，解而开之，因名解溪。"解溪穴位于足背系鞋带之处，故又叫鞋带穴。

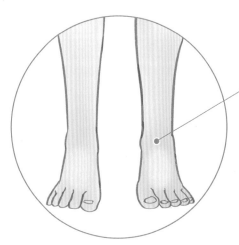

定位：解溪穴位于足背与小腿交界处的横纹中央凹陷处，当足拇长伸肌肌腱与趾长伸肌肌腱之间。

适合病症：牙疼、目赤、便秘、腹胀、踝关节周围组织扭伤、足下垂、癫痫、精神病、头痛、腓神经麻痹、胃炎、肠炎、高血压等。

【操作方法】

按摩法：坐于地板上，屈髋屈膝，脚放平，中指置于穴位上，用指腹向内向下按揉穴位，至出现酸痛感为宜。每日早晚各按摩 1 次，每次 1 ~ 3 分钟。

【配穴治疗】

① 解溪穴配商丘穴、血海穴，可治腹胀。

② 解溪穴配承光穴，可治风眩头痛，呕吐烦心。

③ 解溪穴配八风穴、涌泉穴，可治足趾肿烂。

梁丘穴——理气和胃，通经活络

梁，屋之横梁也；丘，土堆也。梁丘名意指胃经经水向下排泄。本穴物质为阴市穴下传的地部经水，至本穴后，因本穴位处肌肉隆起处，对流来的地部经水有围堵作用，经水的传行只能是满溢越梁而过，故名梁丘穴。

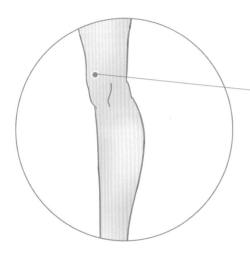

定位：梁丘穴位于髌骨外上缘 2 寸凹陷处，在髂前上棘与髌骨外上缘连线上。

适合病症：风湿性关节炎、髌上滑囊炎、髌骨软化症、膝关节病变、乳腺炎、痛经、胃痉挛、胃炎、胃痛、腹泻等。

【操作方法】

按摩法：取坐位，手食指、中指两指并拢伸直，用指腹垂直按揉穴位。因此处肌肉较厚，若手指力度不够，可握拳，用手背的指关节突按揉穴位，以出现酸痛感为宜。每日早晚各按摩 1 次，每次 1 ~ 3 分钟。

【配穴治疗】

① 梁丘穴配足三里穴、中脘穴，可治胃痛。
② 梁丘穴配犊鼻穴、阳陵泉穴、膝阳关穴，可治膝关节疼痛。

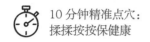

四、足太阴脾经

大包穴——宣肺理气，宽胸益脾

大包为脾之大络，是联络脾经和其他经脉的重要穴位，大包统络阴阳诸经，使脾经的气血物质能够通过各经脉输送到五脏六腑、四肢百骸，有无所不包、无所不容之意，故命名为大包。

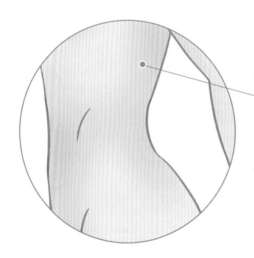

定位：大包穴位于侧胸部，腋中线上，当第六肋间隙处。

适合病症：哮喘、胸膜炎、心内膜炎、肋间神经痛、全身疼痛、无力等。

【操作方法】

1.按摩法：正坐或站立，一手绕到对侧腋下，食指和中指置于穴位上，用指腹按揉穴位，以出现胀、刺痛的感觉为宜。每日早晚各按摩1次，每次1～3分钟。

2.艾灸法：艾炷灸3壮，艾条灸15分钟左右。

【配穴治疗】

大包穴配脾俞穴、章门穴，治食多身瘦。

大横穴——温中散寒，调理肠胃，强壮脏器

大，指穴内气血作用的区域大；横，指穴内气血运动的方式为横向传输。大横是足太阴脾经和阴维脉的交会穴，不仅能治疗本经病症，还可治疗阴维脉的病症。大肠主传导、排泄食物糟粕，若大肠功能失调，则会引起泄泻、便秘、腹痛等胃肠疾病。

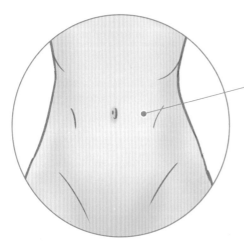

定位：大横穴位于腹中部，脐中旁开 4 寸。

适合病症：腹痛、腹泻、便秘、痢疾、肠道寄生虫病、肠麻痹、四肢痉挛、流行性感冒等。

【操作方法】

1. 按摩法：正坐或仰卧或站立，食指和中指并拢，用指腹按揉穴位，按揉时配合吸气、缩腹，以出现胀痛感为宜。每日早晚各按摩 1 次，每次 1 ~ 3 分钟。

2. 艾灸法：艾条灸 15 分钟左右。

【配穴治疗】

大横穴配天枢穴、足三里穴，可治腹痛。

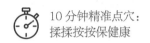

血海穴——祛风除湿，运化脾血

血，指受热变成的红色液体；海，大的意思。血海指本穴为脾经所生之血的聚集之处。女子月经与血密切相关，血虚、血瘀都可以引起月经不调等妇科疾病。而按摩或艾灸血海穴可以调经统血，能够调摄血液，所以能治疗与月经相关的疾病以及其他妇科病。

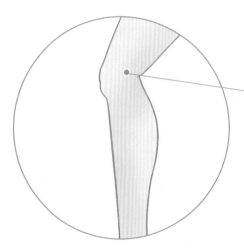

定位：血海穴位于正坐屈膝，在大腿内侧，髌骨内侧端上2寸，正坐屈膝时，当股四头肌内侧头的隆起处。

适合病症：月经不调、功能性子宫出血、子宫内膜炎、湿疹、瘾疹、皮肤瘙痒、神经性皮炎、睾丸炎、贫血、下肢溃疡、膝关节炎等。

【操作方法】

1.按摩法：取坐位，一腿放于另一腿上，拇指置于穴位上，用指尖按揉穴位，以出现酸胀感为宜。每日早晚各按摩1次，每次1～3分钟。

2.艾灸法：取燃着的艾条在手，燃头对准血海穴，以感受温热为度，注意燃头不要直接接触皮肤，以免烫伤。

【配穴治疗】

① 血海穴配带脉穴，治疗月经不调。

② 血海穴配三阴交穴、曲池穴、合谷穴，治疗瘾疹。

③ 血海穴配犊鼻穴、阴陵泉穴、阳陵泉穴，治疗膝关节疼痛。

阴陵泉穴——清热利湿，健脾理气

阴，水的意思；陵，土丘；泉，意为泉水。阴陵泉的意思就是脾经中的气血物质在此穴中堆积如山丘。阴陵泉是脾经的合穴，脾经的经气在此汇聚再进入脏腑。脾主运化水液，水液代谢失常则可导致小便失常，引起泌尿系统疾病。

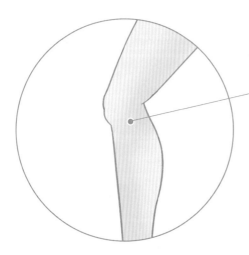

定位：阴陵泉位于小腿内侧，当胫骨内侧髁下方凹陷处，与阳陵泉穴相对。

适合病症：遗尿、尿潴留、尿失禁、尿路感染、肾炎、遗精、阳痿、腹膜炎、消化不良、腹水、黄疸、肠炎、痢疾、阴道炎、膝关节炎、下肢麻痹等。

【操作方法】

1. 按摩法：取坐位，拇指置于穴位上，用拇指指尖按揉穴位，以出现刺痛和酸胀的感觉为宜。每日早晚各按摩 1 次，每次 1 ~ 3 分钟。

2. 艾灸法：手持点燃的艾条，将艾条燃头对准阴陵泉穴所在位置，距离皮肤 2 ~ 3 厘米，或以人体耐受度为准。

【配穴治疗】

① 阴陵泉穴配阳陵泉穴，治疗尿失禁。

② 阴陵泉穴配三阴交穴，治疗腹寒。

③ 阴陵泉穴配水分穴、中极穴、足三里穴、三阴交穴，治疗腹水。

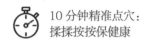

三阴交穴——调补肝肾，行气活血，疏经通络

三阴，指足部的三条阴经；交，交会的意思。三阴交指足部的三条阴经在此处交会。三条阴经是足太阴脾经、足少阴肾经和足厥阴肝经。脾统血，肝藏血，肾藏精。肾为先天之本，脾为后天之本。三阴交穴是一个非常重要的穴位，经常按摩此穴位，具有很好的保健和治疗作用。

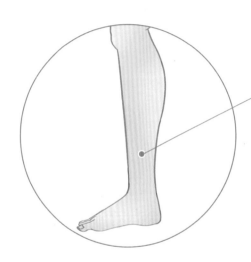

定位：三阴交穴位于小腿内侧，胫骨后缘，脚踝骨的最高点往上3寸处。

适合病症：急慢性肠炎、细菌性痢疾、肝脾肿大、腹水水肿、肝炎、胆囊炎、肾炎、尿路感染、尿潴留、尿失禁、月经失调、阴道炎、难产等。

【操作方法】

1.按摩法：取坐位，抬起一只脚放在另一条腿上，用拇指指尖垂直按压穴位，以出现较强的酸痛感为宜。每日早晚各按摩1次，每次3～5分钟。

2.艾灸法：屈膝正坐，取燃着的艾条在手，燃头对准三阴交穴，以感受温热为度，注意燃头不要直接接触皮肤，以免烫伤。

【配穴治疗】

① 三阴交穴配足三里穴，治肠鸣泄泻。
② 三阴交穴配中极穴，治月经不调。

隐白穴——调经统血，健脾回阳

隐，隐秘、隐藏；白，肺之色，气也。隐白指脾经体内经脉的阳热之气由本穴外出至脾经体表经脉。脾主统血，脾气能控制血液在血脉内流行而不逸出脉外。脾气虚或者脾阳虚，则脾无力统摄血液，会出现各种出血症状。

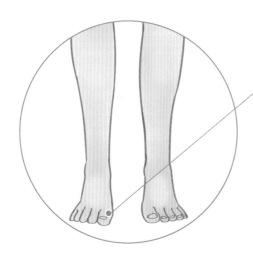

定位：隐白穴位于足大趾末节内侧，距趾甲根角 0.1 寸处。

适合病症：月经过多、崩漏、便血、尿血、癫狂、多梦、癔症、小儿惊风、腹胀、腹痛、泄泻等。

【操作方法】

1. 按摩法：取坐位，用拇指的指甲垂直掐按穴位，以出现刺痛感为宜。每日早晚各按摩 1 次，每次 1 ~ 3 分钟。

2. 艾灸法：手持点燃的艾条，将艾条燃头对准隐白穴所在位置，距离皮肤 2 ~ 3 厘米，或以人体耐受度为准。

【配穴治疗】

① 隐白穴配大敦穴，主治昏厥、中风昏迷。

② 隐白穴配脾俞穴、上脘穴、肝俞穴，主治吐血、衄血。

③ 隐白穴配气海穴、血海穴、三阴交穴，主治月经过多。

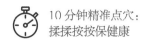

太白穴——健脾，促进血液循环

太，大也；白，肺之色，气也。太白指脾经的水湿云气在此吸收热量后蒸腾，化为肺金之气。太白为脾经的原穴。脾经为少气多血之经，气不足、血有余，而本穴能蒸腾经气，为脾经补充经气，是脾经经气的供养之源。

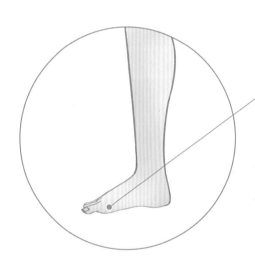

定位：太白穴位于足内侧缘，当足大趾第一跖趾关节后下方，赤白肉际凹陷处。

适合病症：胃痛、腹胀、呕吐、呃逆、肠鸣、泄泻、痢疾、便秘、痔疮、腰痛、下肢麻痹或疼痛等。

【操作方法】

1.按摩法：取坐位，抬起一条腿，一只手握住脚腕，用另一只手拇指指腹垂直按压穴位，以出现酸胀感为宜。每日早晚各按摩1次，每次1~3分钟。

2.艾灸法：屈膝正坐，按照要求找准穴位，手持燃着的艾条，悬于太白穴上方，皮肤有灼热之感即可，注意不要将燃着的艾条直接接触皮肤，以免烫伤。

【配穴治疗】

太白穴配中脘穴、足三里穴，可治胃痛。

公孙穴——健脾化湿，和胃止痛

公孙，即公之辈与孙之辈，指穴内气血物质与脾土之间的关系。脾经物质五行属土，其父为火，其公为木，其子为金，其孙为水。公孙为脾经的络穴，络穴不仅可治疗本经的病症，也可治疗其表里经脉的病症。公孙也是八脉交会之穴，与冲脉相通，可治疗冲脉病症。

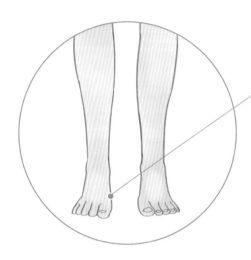

定位：公孙穴位于足内侧缘，第一跖骨基底部的前下方，赤白肉际处。

适合病症：胃痛、呕吐、腹痛、腹泻、痢疾、痛经、月经不调、胎盘滞留、心烦、失眠、癫狂症等。

【操作方法】

1.按摩法：取坐位，抬起一条腿，一只手握住足背，用另一只手拇指指尖垂直按揉穴位，以出现酸、麻、痛的感觉为宜。每日早晚各按摩 1 次，每次 1 ~ 3 分钟。

2.艾灸法：屈膝盘坐，灸疗穴位朝上，手持燃着的艾条，悬于公孙穴上方，皮肤有灼热之感即可，注意不要将燃着的艾条直接接触皮肤，以免烫伤。

【配穴治疗】

公孙穴配丰隆穴、中魁穴、膻中穴，有健脾化痰的作用，主治呕吐痰涎、眩晕不已。

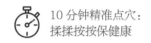
五、手少阴心经

极泉穴——宽胸理气，通经活络

极，高、极致的意思；泉，心主血脉，如泉水流动，故名泉。极泉意为最高处的水源，该穴位在心经的最高点，故命名极泉穴。极泉有如心经的源泉，可以调节心经的气血。

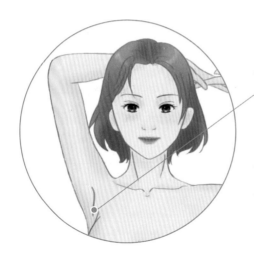

定位：极泉穴位于腋窝正中，腋动脉搏动处。

适合病症：心痛、心悸、心肌炎、心绞痛、冠心病、肩臂疼痛、肩周炎、胁肋疼痛、臂丛神经损伤、瘰疬、腋臭等。

【操作方法】

1. 按摩法：正坐，屈肘，手臂上举，用一只手的中指指尖按揉另一侧腋窝正中的极泉穴，以同样的方法按摩对侧穴位，以出现酸痛感为宜。每日早晚各按摩1次，每次1～3分钟。

2. 艾灸法：艾炷灸或温针灸3～5壮，艾条灸5～10分钟。

【配穴治疗】

极泉穴配神门穴、内关穴，可治心痛、心悸。

少海穴——理气通络，益心安神

少，阴、水的意思；海，大的意思，百川所归之处。少海指心经的经水汇合于此处穴位。少海为心经的合穴，经气在此汇合进而深入脏腑。本穴物质为青灵穴水湿云气的冷降之雨和极泉穴的下行之血汇合而成，汇合的地部水液宽深如海，故名少海穴。

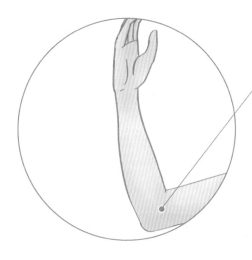

定位：屈肘，当肘横纹内侧端与肱骨内上髁连线的中点处。

适合病症：神经衰弱、精神分裂症、头痛、眩晕、三叉神经痛、肋间神经痛、尺神经炎、肺结核、胸膜炎、落枕、前臂麻木、心绞痛、疔疮等。

【操作方法】

按摩法：正坐，抬起手臂，肘关节屈曲，另一只手托住肘部，四指在外侧，拇指置于穴位上，用指腹按揉穴位，以同样的方法按摩另一侧穴位，以出现酸痛感为宜。每日早晚各按摩1次，每次1～3分钟。

【配穴治疗】

① 少海穴配极泉穴，可治上肢不适。

② 少海穴配天井穴，有活血散瘀的作用，可治头痛、眩晕。

③ 少海穴配后溪穴，有通络活血的作用，可治手颤、肘臂疼痛。

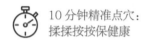
神门穴——宁心安神，通经活络

神，神魄、精神；门，指出入之处。神门指此处为心神出入之所。心藏神，若神门失职，则心神外泄，会出现一系列神志异常的疾病，如失眠、健忘、痴呆、癫痫等。神门为心经的原穴，脏腑元气留止于此。

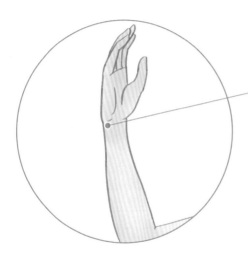

定位：神门穴位于腕部，腕掌侧横纹的尺侧端，尺侧腕屈肌肌腱的桡侧凹陷处。

适合病症：心悸、心脏肥大、心绞痛、失眠、多梦、健忘、神经衰弱、癔症、癫痫、精神病、痴呆、舌骨肌麻痹、鼻内膜炎、扁桃体炎等。

【操作方法】

1.按摩法：正坐，手臂前伸，屈肘约45°，另一只手除拇指外的四指握住其手腕，拇指置于穴位上，用指尖垂直按揉穴位，以出现酸痛感为宜。每日早晚各按摩1次，每次1～3分钟。

2.艾灸法：手臂上伸，自己或者他人手持点燃的艾条，将艾条燃头对准穴位所在部位，距离皮肤2～3厘米灸治。

【配穴治疗】

① 神门穴配内关穴、心俞穴，治疗心痛。

② 神门穴配内关穴、三阴交穴，治疗健忘、失眠。

少冲穴——清热息风，醒神开窍

少，阴也；冲，突也。少冲指此穴内的气血物质从体内冲出。少冲为心经体内经脉和体表经脉的交接之处，体内经脉的气血物质在此冲出到体表。少冲是心经的井穴，是经气所出的部位。

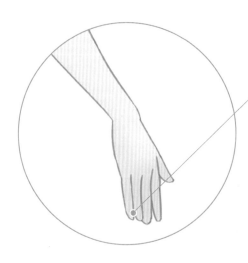

定位：少冲穴位于小指上，微握拳，掌心向下，小指上翘，在小指末节桡侧，距指甲根角 0.1 寸。

适合病症：心悸、心痛、胸胁痛、脑出血、心肌炎、心绞痛、热病昏迷、休克、小儿惊厥、癫狂、癔症、中风昏迷、咽喉肿痛等。

【操作方法】

1.按摩法：正坐或站立，握拳，伸直小指，另一只手捏住该手的小指末端，以拇指指甲垂直掐按穴位，以出现酸痛感为宜。每日早晚各按摩 1 次，每次 3 ~ 5 分钟。

2.艾灸法：屈肘，小指伸直，其余四指弯曲。另一只手持点燃的艾条，将艾条燃头对准少冲穴所在位置，距离皮肤 2 ~ 3 厘米灸治。

【配穴治疗】

① 少冲穴配曲池穴，治疗发热。

② 少冲穴配人中穴、合谷穴、足三里穴，治疗中暑、休克。

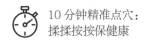
六、手太阳小肠经

少泽穴——清热利咽，通乳开窍

少泽穴，别名小吉穴、少吉穴。少，阴也，浊也；泽，沼泽也。该穴名意指穴内的气血物质为天部的湿热水气。本穴因有地部孔隙连通小肠经体内经脉，穴内物质为小肠经体内经脉外输的经水，经水出体表后气化为天部的水湿之气，如热带沼泽气化之气一般，故名少泽穴。

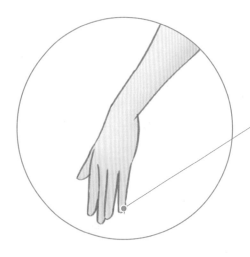

定位：少泽穴位于小指末节尺侧，距指甲角 0.1 寸处。

适合病症：乳汁少、昏迷、热病等急症、热证、头痛、目翳、咽喉肿痛、乳腺炎、神经性头痛、中风昏迷、精神分裂症等。

【操作方法】

按摩法：用拇指、食指按压少泽穴，力量由轻到重，成人可用指甲顶压。

【配穴治疗】

① 少泽穴配肩井穴、膻中穴，主治产后缺乳。

② 少泽穴配人中穴，主治热病、昏迷、休克。

后溪穴——舒经利窍，宁神

后溪最早见于《黄帝内经·灵枢·本输》，为手太阳小肠经的输穴，又为八脉交会之一，通于督脉属小肠经。有舒经利窍、宁神之功效。经常坐在电脑前的上班族、发育中的孩子按摩此穴位，可预防驼背及颈椎、腰部、腿部疼痛，也有保护视力、缓解疲劳、补精益气的功效。

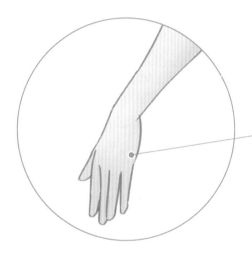

定位：后溪穴位于微握拳时，第5指掌关节后尺侧的近端掌横纹头赤白肉际处。

适合病症：急性腰扭伤、落枕、耳聋、精神分裂症、癔症、角膜炎等。

【操作方法】

按摩法：坐在桌子旁，可以把后溪穴所在位置抵在桌子沿上，用腕关节带动双手轻轻地来回滚动，即可达到刺激的效果，每小时刺激 3～5 分钟。

【配穴治疗】

① 后溪穴配合谷穴，治疗手指挛痛。

② 后溪穴配人中穴，治疗急性腰扭伤。

③ 后溪穴配天柱穴，治疗颈项强直、落枕。

④ 后溪穴配翳风穴、听宫穴，主治耳鸣、耳聋。

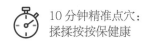
颧髎穴——祛风镇痉，清热消肿

颧，指颧骨，是穴位所在的部位；髎，是孔隙的意思。颧髎意指小肠经气血在此冷降归地并由本穴的地部孔隙内走小肠经体内经脉。本穴物质为天容穴传来的水湿云气，至本穴后，水湿云气冷降于地并由本穴的地部孔隙内走小肠经体内经脉，故名颧髎穴。

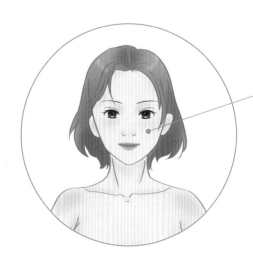

定位：颧髎穴位于面部，当目外眦（外眼角）直下，颧骨下缘凹陷处。

适合病症：面神经麻痹、面肌痉挛、口眼㖞斜、三叉神经痛、鼻炎、鼻窦炎、牙痛、黑眼圈、目赤、目黄等。

【操作方法】

1. 按摩法：正坐或站立，抬头，目视前方，口唇微张开，伸出食指，其余四指屈曲，食指置于穴位上，用指尖垂直按揉穴位，由下往上用力，以出现酸胀感为宜。每日按摩3次，每次按摩1～3分钟。

2. 艾灸法：手持点燃的艾条，将艾条燃头对准颧髎穴所在位置，距离皮肤2～3厘米，以感觉到温热为宜。

【配穴治疗】

① 颧髎穴配翳风穴、合谷穴，主治面痛、齿痛。

② 颧髎穴配肝俞穴、太冲穴，主治面肌痉挛。

听宫穴——聪耳开窍，宁神止痛

听，指听声音、听力；宫，指宫殿。听宫位于耳道旁，与耳朵的功能密切相关。该穴名意指小肠经体表经脉的气血由本穴内走体内经脉。本穴物质为颧髎穴传来的冷降水湿云气，至本穴后，水湿云气化雨降地，降雨强度比颧髎穴大，如可闻声，而注入地之地部经水又如流入水液所处的地部宫殿，故名听宫穴。

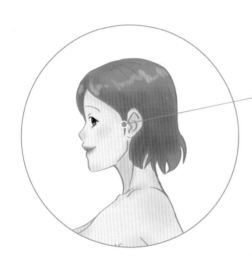

定位：听宫穴位于耳屏前，下颌骨髁状突的后方，张口时呈凹陷处。

适合病症：耳鸣、耳聋、聤耳（化脓性耳病）、中耳炎、外耳道炎、牙痛、癫狂、三叉神经痛、头痛、目眩头昏等。

【操作方法】

1.按摩法：正坐，头抬起，目视前方，口微张开，拇指伸直，其余四指握拳，以拇指指尖置于耳屏前的凹陷中，轻轻按揉穴位，以出现刺痛感为宜。每日按摩3次，每次按摩 1 ~ 3 分钟。

2.刮痧法：手持刮痧板，于听宫穴处轻轻刮痧拭，以耳部发热或出痧为宜。

【配穴治疗】

听宫穴配翳风穴、中渚穴，治疗耳鸣、耳聋。

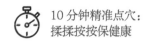

肩中俞穴——宣肺解表，舒筋活络

肩，指穴位所处的位置为肩胛部；中，指肩脊中部；俞，同输，传输的意思。肩中俞的意思是指人体胸部的高温水湿之气从本穴外输小肠经。本穴位处肩脊中部，内部为胸腔，因本穴有地部孔隙与胸腔相通，胸腔内的高温水湿之气由本穴外输小肠经，故名肩中俞穴。

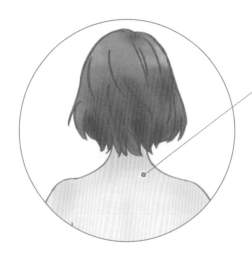

定位：肩中俞穴位于背部，当第七颈椎棘突下旁开 2 寸处。

适合病症：支气管炎、咳嗽、哮喘、支气管扩张、吐血、肩背疼痛、落枕、视力减退、目视不明等。

【操作方法】

1. 按摩法：正坐或站立，一手向后伸到肩部，食指和中指并拢，中指置于穴位上，食指置于穴位旁边，两指一起用力，以指腹按揉穴位以及穴位旁边的部位，以出现酸胀感为宜。每次按摩 1 ～ 3 分钟。

2. 艾灸法：由他人手持点燃的艾条，将艾条燃头对准肩中俞穴所在位置，距离皮肤 2 ～ 3 厘米，或者用艾灸盒辅助进行自我灸治。

【配穴治疗】

① 肩中俞穴配肩外俞穴、大椎穴，治疗肩背疼痛。

② 肩中俞穴配肩髎穴、外关穴，治疗肩周炎。

肩外俞穴——舒筋活络，祛风止痛

肩，穴位所在部位为肩胛也；外，肩胛外部也；俞，输也。该穴名意指胸内部的高温水湿之气由本穴外输小肠经。本穴位处肩胛上部，内部为胸腔，因本穴有地部孔隙与胸腔相通，胸腔内的高温水湿之气由本穴外输小肠经，故名肩外俞穴。

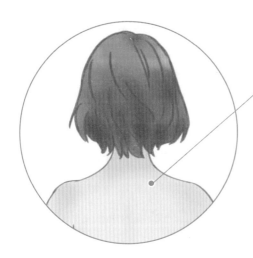

定位：肩外俞穴位于第一胸椎棘突下旁开 3 寸。

适合病症：肩背疼痛、颈项强急等肩背、颈项痹症，以及肩胛区神经痛、落枕等。

【操作方法】

按摩法：用拇指指腹按揉肩外俞穴并做环状运动，注意按压时力度要适中，每次按摩 5 分钟，每日按摩 2 次。

【配穴治疗】

肩外俞穴配大椎穴、后溪穴，主治颈项强痛、颈胸椎病、肩背酸痛。

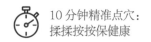
天宗穴——舒筋活络，理气消肿

天，指天部，即头部也；宗，宗庙、朝见之意。天宗之名是指小肠经气血在此处气化上行于头部。本穴物质为臑俞穴传来的冷降地部经水，至本穴后，经水复又气化上行天部，如向天部朝见之状，故名天宗穴。

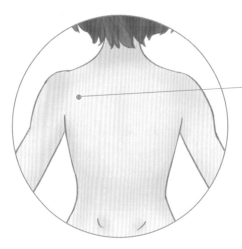

定位：天宗穴位于肩胛骨冈下窝中央凹陷处，约肩胛冈下缘与肩胛下角之间的上 1/3 折点处。

适合病症：肩胛酸痛、肩周炎、肩背软组织损伤、肘臂外后侧痛、上肢不举、乳腺炎、乳腺增生、产后乳少、胸胁胀满、咳嗽气喘等。

【操作方法】

1.按摩法：正坐或直立，一手搭在对侧肩膀，食指和中指置于穴位上，以指腹按揉穴位，用同样的方法按摩对侧穴位，以出现酸胀感为宜。每日早晚各按摩1次，每次1~3分钟。

2.艾灸法：由他人手持点燃的艾条，将艾条燃头对准天宗穴所在位置，距离皮肤 2~3 厘米，以感受温热为度，或用艾灸盒辅助自行灸治。

【配穴治疗】

① 天宗穴配秉风穴，治疗肩胛疼痛。

② 天宗穴配臑会穴，治疗肩周炎、肩臂肘痛。

阳谷穴——生发阳气，理气活血

阳，阳气也。谷，两山所夹空虚之处也。阳谷名意指小肠经气血在此吸热后化为天部的阳热之气。本穴物质为腕骨穴传来的湿热水气，至本穴后，水气进一步吸热气化上行更高的天部层次，本穴如同阳气的生发之谷，故名阳谷穴。

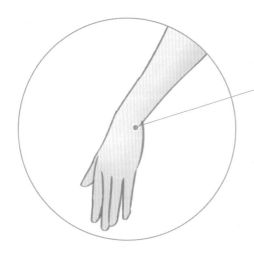

定位：阳谷穴位于手腕尺侧，当尺骨茎突与三角骨之间的凹陷中。

适合病症：头痛、目眩、耳鸣、耳聋、热病、癫狂、腕臂痛等。

【操作方法】

1. 按摩法：用拇指指尖掐按阳谷穴，每日按摩 3 次，每次 2 ~ 3 分钟。

2. 艾灸法：用艾条温和灸 5 ~ 20 分钟，每日 1 次。

3. 刮痧法：用角刮法从上向下刮拭阳谷穴 3 ~ 5 分钟，隔天 1 次。

【配穴治疗】

① 阳谷穴配阳池穴，能预防及改善腕部疼痛。

② 阳谷穴配间使穴，能治癫痫。

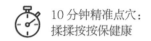

七、足太阳膀胱经

攒竹穴——清热明目，祛风通络

攒，聚集也；竹，山林之竹也。膀胱经湿冷水气在此处吸热上行。本穴物质为睛明穴上传而来的水湿之气，因其性寒易吸热上行。与睛明穴内提供的水湿之气相比，由本穴上行的水湿之气量小，如同捆扎聚集的竹竿小头一般，故名攒竹穴。

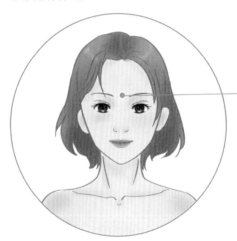

定位：攒竹穴位于面部，眉毛内侧端，眼眶骨上的凹陷处。

适合病症：目赤肿痛、迎风流泪、眼睑下垂、近视眼、泪囊炎、视力减退、急性结膜炎、眼肌痉挛、头痛、眶上神经痛、面神经麻痹、膈肌痉挛、腰背肌扭伤等。

【操作方法】

1.按摩法：正坐，轻闭双目，双手上抬，拇指以外的手指屈曲，用拇指的指腹由下往上揉按穴位，以出现酸、胀或稍微刺痛的感觉为宜。每日早晚各按摩1次，每次1～3分钟。

2.艾灸法：艾条温和灸，每日1次，10次为1个疗程，间隔3日左右再进入下一个疗程。

【配穴治疗】

攒竹穴配列缺穴、颊车穴，有通经活络的作用，主治面瘫、面肌痉挛。

睛明穴——泻热明目，祛风通络

睛，指穴位所在部位及穴内气血的主要作用对象为眼睛；明，光明之意。睛明是指眼睛接受膀胱经的气血而变得光明。本穴为膀胱经的第一穴，其气血来源为体内膀胱经的上行气血。膀胱经的气血由本穴提供给眼睛，眼睛受营养而能视，变得明亮清澈，故名睛明穴。

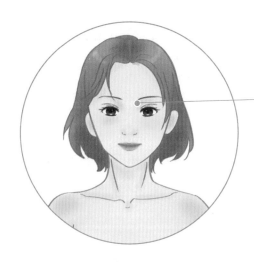

定位：睛明穴位于面部，目内眦（内眼角）稍上方凹陷处。

适合病症：目赤肿痛、迎风流泪、视物不明、目眩、近视、夜盲、色盲、白内障、结膜炎、睑缘炎、眼睛疲劳、偏头痛、三叉神经痛、急性腰痛等。

【操作方法】

按摩法：正坐，轻闭双目，两手上抬，拇指以外的手指屈曲，用拇指的指尖轻轻揉按穴位，以出现酸、胀或稍微刺痛的感觉为宜。每日早晚各按摩1次，每次1～3分钟。

【配穴治疗】

睛明穴配球后穴、光明穴，可治视物不明。

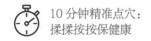

天柱穴——行气活血，疏经通络

天，指上部，人体头部。天在此处有两个意思，一是指穴位内的气血物质为天部阳气；二是指穴位内的气血供养的头颈部。柱，支柱的意思。人体以头为天，颈项犹如擎天之柱，故名天柱穴。

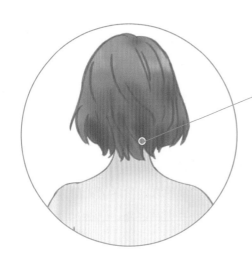

定位：天柱穴位于后发际正中直上0.5寸，旁开1.3寸（约2厘米）处。

适合病症：头痛、眩晕、目赤肿痛、鼻塞、咽喉肿痛、颈部僵硬、落枕、肩背疼痛、神经衰弱、癔症、惊厥、热病等。

【操作方法】

按摩法：正坐或站立，双手举起，放在头后部，拇指以外的四指屈曲，拇指置于穴位上，用指腹按揉穴位，以出现酸、麻、胀、痛的感觉为宜。每日早晚各按摩1次，每次1～3分钟。

【配穴治疗】

天柱穴配大椎穴，可治头痛。

大杼穴——强健筋骨，清除邪热

大，多的意思；杼，古代指织布的梭子。大杼指膀胱经水湿之气在此吸热快速上行。本穴物质为膀胱经背俞各穴吸热上行的水湿之气，至本穴后，进一步吸热胀散，化为上行的强劲风气，如同织布的梭子般向上穿梭，故名大杼穴。

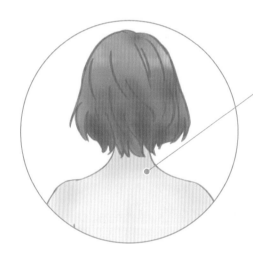

定位：大杼穴位于背部，当第一胸椎棘突下，旁开1.5寸。

适合病症：感冒、咳嗽、发热、支气管炎、支气管哮喘、肺炎、头痛、癫痫、颈椎病、腰背肌痉挛、膝关节骨质增生、骨结核等。

【操作方法】

1.按摩法：正坐或站立，低头，双手举起，放在肩背部，食指和中指并拢伸直，其他手指屈曲，中指置于穴位上，用食指和中指的指腹按揉穴位，以出现酸、胀、痛感为宜。每日早晚各按摩1次，每次1～3分钟。

2.艾灸法：施灸者手持点燃的艾条，将艾条燃头对准大杼穴所在位置，距离皮肤2～3厘米，或以人体耐受度为准，或者用艾灸盒辅助自行灸治。

【配穴治疗】

大杼穴配夹脊穴、绝骨穴，有强筋骨、通经络、调气血的作用，主治颈椎病。

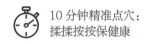
风门穴——宣肺解表，益气固卫

风，指穴内的气血物质主要为风气；门，出入的门户。风门意指膀胱经气血在此化风上行。本穴物质为膀胱经背俞各穴上行的水湿之气，至本穴后，吸热胀散化风上行，故名风门穴。

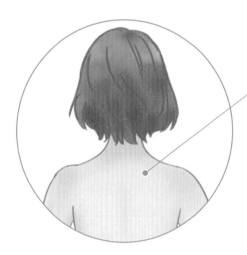

定位：风门穴位于背部，当第二胸椎棘突下，旁开 1.5 寸。

适合病症：伤风感冒、咳嗽、发热、支气管炎、肺炎、哮喘、百日咳、破伤风、背部痈疽、胸膜炎、头痛、项痛、肩背痛、瘾疹、遗尿等。

【操作方法】

1. 按摩法：正坐或站立，双手分别伸到肩部，食指和中指并拢，中指置于穴位上，用两指的指腹一起按揉穴位，以出现酸、麻、胀、痛的感觉为宜。每日早晚各按摩 1 次，每次 1 ~ 3 分钟。

2. 艾灸法：艾条温和灸，灸至局部温热、出现红晕为度，每日 1 次，咳嗽停止、痰液消失后巩固 2 ~ 3 次。

【配穴治疗】

① 风门穴配肺俞穴、大椎穴，治疗咳嗽、气喘。

② 风门穴配合谷穴，治疗伤风咳嗽。

肺俞穴——调补肺气，补虚清热，化痰止咳

肺，指肺脏；俞，同输，输送的意思。肺俞指肺脏的湿热水气由此处外输膀胱经。肺俞是肺的背俞穴，背俞穴是脏腑之气输注于腰背部的腧穴。肺俞穴与肺脏的功能密切相关。

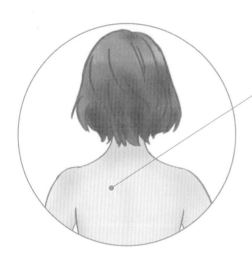

定位：肺俞穴位于背部，当第三胸椎棘突下，旁开 1.5 寸。

适合病症：感冒、咯血、支气管炎、支气管哮喘、肺炎、肺气肿、肺结核、胸膜炎、风湿性关节炎、腰背痛、皮肤瘙痒、瘾疹等。

【操作方法】

1.按摩法：正坐或站立，一手伸到肩背部，中指置于穴位上，用指腹垂直按揉穴位，以出现酸痛感为宜。每日早晚各按摩 1 次，每次 1 ~ 3 分钟。

2.艾灸法：俯卧，施灸者手持燃着的艾条，将燃头对准穴位，距离皮肤 2 ~ 3 厘米，或以感受温热为度。

【配穴治疗】

① 肺俞穴配风门穴，治疗咳嗽。

② 肺俞穴配合谷穴、迎香穴，治疗鼻部疾病。

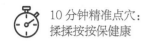
心俞穴——清热除烦，养心安神，活血通络

心，指心脏；俞，同输，传输。心俞指心脏内的高温湿热之气由此处外输膀胱经。心俞为心的背俞穴，是心脏气血输注于背部的穴位。

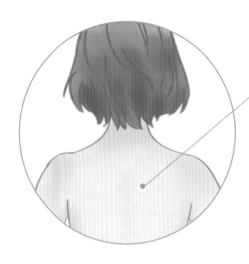

定位：心俞穴位于背部，位于第五胸椎棘突下，旁开 1.5 寸。

适合病症：心痛、惊悸、咳嗽、吐血、胸痛、心悸亢进、失眠、健忘、盗汗、梦遗、癫痫、神经官能症、晕车、头痛、恶心呕吐等。

【操作方法】

1.按摩法：俯卧，一手伸到肩背部，拇指置于穴位上，用指腹垂直按揉穴位，以出现酸痛感为宜。每日早晚各按摩 1 次，每次 1 ~ 3 分钟。

2.艾灸法：艾条温和灸，灸至皮肤灼热为度，缓解时或发作时都可以施灸，每日 1 次，10 次为 1 个疗程。

【配穴治疗】

① 心俞穴配巨阙穴、内关穴，治疗心痛、惊悸。
② 心俞穴配内关穴、神门穴，治疗失眠、健忘。

肝俞穴——疏肝利胆，理气明目

肝俞穴在背部，是肝脏的背俞穴，肝脏气血输注于此。背俞穴不仅可治疗相应的脏腑病症，也可以治疗与五脏相关的五官九窍的病症。肝主疏泄，可促进脾胃消化和气血输布。肝开窍于目，在液为泪。故按摩或艾灸肝俞穴既可治疗消化系统的病症，也可治疗眼部疾病。

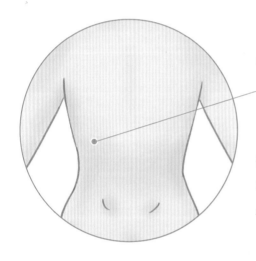

定位：肝俞穴位于背部，第九胸椎棘突下，旁开 1.5 寸处。

适合病症：急慢性肝炎、胆囊炎、慢性胃炎、胃扩张、胃痉挛、黄疸、眼睑下垂、结膜炎、青光眼、夜盲症、视网膜炎、胃出血、肠出血等。

【操作方法】

1.按摩法：正坐或站立，双手绕到背部，拇指置于穴位上，用指腹垂直按揉穴位，以出现酸痛感为宜。每日早晚各按摩 1 次，每次 1 ~ 3 分钟。

2.艾灸法：俯卧位，施灸者手拿点燃的艾条，将燃头对准穴位所在位置，距离皮肤 2 ~ 3 厘米，或用艾灸盒自我灸治。

【配穴治疗】

① 肝俞穴配期门穴，治疗肝炎、胆囊炎、胁痛。

② 肝俞穴配百会穴、太冲穴，治疗头昏头痛、眩晕。

③ 肝俞穴配肾俞穴、太溪穴，治疗健忘、失眠。

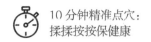
脾俞穴——健脾和胃，利湿升清

脾，指脾脏；俞，同输，传输之意。脾俞是指脾脏的湿热之气由此外输膀胱经。脾主运化水谷，对食物进行消化吸收并将营养输布全身，是消化系统的重要组成部分。若脾脏失常，则会出现各种消化系统疾病。脾还主运化水液，对体内水液代谢起重要作用。脾的另一个重要作用是主统血，统摄血液不让其逸出脉外。

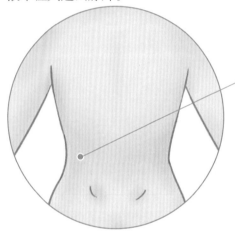

定位：脾俞穴位于背部，当第十一胸椎棘突下，旁开1.5寸。

适合病症：胃溃疡、胃炎、胃下垂、胃痉挛、胃扩张、胃出血、神经性呕吐、消化不良、肠炎、痢疾、肝炎、贫血、肝脾肿大、月经不调、瘾疹等。

【操作方法】

1. 按摩法：正坐或站立，双手绕到背部，拇指置于穴位上，用指腹垂直按揉穴位，以出现酸痛感为宜。每日早晚各按摩1次，每次1～3分钟。

2. 艾灸法：俯卧，施灸者按照要求找准穴位，取燃着的艾条在手，悬于脾俞穴上方，感受脾俞穴的灼热之感，注意施灸者不要将灸灰掉落在被灸者身上，以免烫伤。

【配穴治疗】

① 脾俞穴配中脘穴、三阴交穴、足三里穴，治疗呕吐。

② 脾俞穴配胃俞穴、中脘穴、章门穴、足三里穴、关元俞穴，治疗泄泻。

胃俞穴——和胃健脾，理中降逆

胃，指胃脏；俞，同输，传输之意。胃俞指胃腑的湿热水气由此外输膀胱经。胃有接受、容纳和消化饮食的功能。脾胃一起运化水谷，化为气血津液，供养全身。脾胃不和，则消化失常，引起各种消化系统疾病。

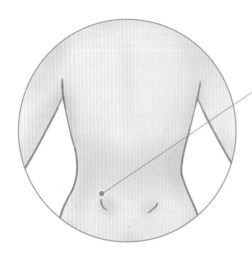

定位：胃俞穴位于背部，当第十二胸椎棘突下，旁开 1.5 寸。

适合病症：胃炎、胃溃疡、胃扩张、胃下垂、胃痉挛、肝炎、腮腺炎、肠炎、痢疾、糖尿病、失眠等。

【操作方法】

1. 按摩法：正坐或站立，双手绕到背部，拇指置于穴位上，用指腹垂直按揉穴位，以出现酸痛感为宜。每日早晚各按摩 1 次，每次 1 ~ 3 分钟。

2. 艾灸法：俯伏位，由旁人将艾条拿在手，燃头对准穴位所在位置，距离皮肤 2 ~ 3 厘米，或以感受温热为度。自行灸治时，可以选用艾灸盒辅助灸治。

【配穴治疗】

胃俞穴配中脘穴、梁丘穴，治疗胃痛。

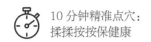
肾俞穴——益肾助阳，强腰利水

肾，指肾脏；俞，同输，传输之意。肾俞意为肾脏的寒湿水气由此处外输膀胱经。肾俞穴是肾的背俞穴，与肾脏的功能密切相关。肾藏精，肾主水，肾为先天之本，对人体的生长、发育、生殖功能起着决定性的作用。

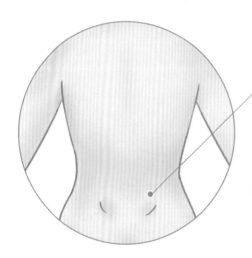

定位：肾俞穴位于腰部，当第二腰椎棘突下，旁开 1.5 寸。

适合病症：肾炎、肾绞痛、腰痛、遗尿、尿路感染、阳痿、早泄、遗精、精液缺乏、肾下垂、痔疮、肝大、耳聋、贫血等。

【操作方法】

1.按摩法：正坐或站立，双手绕到腰部，拇指置于穴位上，以指腹用力按揉，以出现酸、胀、痛的感觉为宜。每日早晚各按摩 1 次，每次 1 ~ 3 分钟。

2.艾灸法：卧位，施灸者手持点燃的艾条，将燃头对准穴位所在位置，距离皮肤 2 ~ 3 厘米，亦可用艾灸盒自我灸治。

【配穴治疗】

① 肾俞穴配太溪穴 、三阴交穴，治疗月经不调。

② 肾俞穴配翳风穴、耳门穴，治疗耳鸣、耳聋。

大肠俞穴——理气降逆，调和肠胃

大肠俞指大肠中的水湿之气由此外输膀胱经。大肠的主要功能是吸收食物残渣中的水分和排泄糟粕。大肠保持通畅，传导功能正常，才能正常排便，及时将体内糟粕排出。如果大肠功能失常，则会出现各种排便异常的疾病。

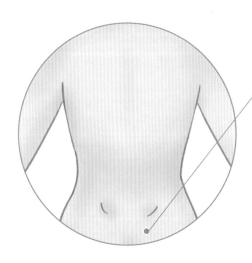

定位：大肠俞穴位于腰部，当第四腰椎棘突下，旁开 1.5 寸。

适合病症：肠炎、痢疾、便秘、小儿消化不良、阑尾炎、肠出血、腰痛、骶髂关节炎、骶棘肌痉挛、坐骨神经痛、遗尿、尿路感染、肾病等。

【操作方法】

1.按摩法：正坐或站立，双手绕到腰部，拇指置于穴位上，以指腹用力按揉，以出现酸、胀、痛的感觉为宜。每日早晚各按摩 1 次，每次 1 ~ 3 分钟。

2.艾灸法：俯卧位，他人手拿点燃的艾条，将燃头对准穴位所在位置，距离皮肤 2 ~ 3 厘米，以皮肤有灼热之感为宜。亦可用艾灸盒进行自我温灸。

【配穴治疗】

① 大肠俞穴配至阳穴、腰阳关穴，有强筋骨、利腰膝的作用，主治腰脊骶髂疼痛。

② 大肠俞穴配上巨虚穴、承山穴，有调肠腑清、积热的作用，主治便秘。

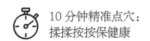
关元俞穴——培补元气，调理下焦

关元，指气血来源于与关元穴对应的小腹内部；俞，同输，传输之意。关元俞是指小腹内部的湿热水气由此处外输膀胱经。本穴物质为来自小腹内部的湿热水气，所对应的部位为脐下的关元穴，故名关元俞穴。

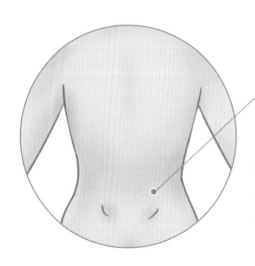

定位：关元俞穴位于腰部，当第五腰椎棘突下，旁开 1.5 寸。

适合病症：腹胀、泄泻、慢性肠炎、痢疾、腰痛、膀胱炎、阳痿、小便不利、尿潴留、慢性盆腔炎、痛经、腰部软组织损伤等。

【操作方法】

1.按摩法：正坐或站立，双手绕到腰部，握拳，用指节背按揉穴位，以出现酸、胀、痛的感觉为宜，每日早晚各按摩 1 次，每次 1 ~ 3 分钟。

2.艾灸法：他人手持点燃的艾条，将艾条燃头对准关元俞穴所在位置，距离皮肤 2 ~ 3 厘米，或以人体耐受度为准。

【配穴治疗】

① 关元俞穴配关元穴、复溜穴，有固本培元、补肾的作用，主治腰痛、遗尿、贫血。

② 关元俞穴配气海穴，治疗腹胀。

八髎穴——调理下焦，通经活络

八髎穴是 8 个穴的合称，分别为上髎、次髎、中髎和下髎，左右各 4 个。8 个穴位依次排列在骶骨两侧的骶后孔上，因为其功效相同，故合称为八髎穴。髎，孔隙的意思。八髎是指膀胱经的地部经水在此处从体表流入体内。

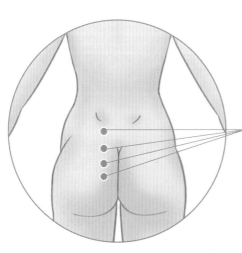

定位：4 个穴位都在骶骨上，上髎在髂后上棘与后正中线之间，正对第一骶后孔；次髎在上髎下方，正对第二骶后孔；中髎正对第三骶后孔；下髎正对第四骶后孔。

适合病症：月经不调、子宫脱垂、子宫内膜炎、盆腔炎、卵巢炎、腰痛、腰骶关节炎、膝关节炎、坐骨神经痛、下肢瘫痪、小儿麻痹后遗症、外阴湿疹、痔疮、睾丸炎、便秘、尿潴留等。

【操作方法】

按摩法：正坐或站立，双手绕到腰骶部，拇指置于穴位上，以指腹用力按揉，从上到下依次按摩上髎穴、次髎穴、中髎穴和下髎穴，以出现酸痛感为宜。每日早晚各按摩 1 次，每个穴位按摩 1～3 分钟。

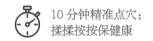

承扶穴——通便消痔，舒筋活络

承，承担、承托的意思；扶，扶助。承扶穴位于臀部下方，膀胱经的气血物质在此处吸收热量后，大量气化，向上蒸发。本穴物质为膀胱经下行的地部经水和经水中夹带的脾土微粒，气血物质在本穴的变化为吸热气化，水湿气化上行于天部，脾土微粒则固化于穴周，固化的脾土物质质干坚硬，能很好地承托并阻止随膀胱经经水流失的脾土，故名承扶穴。

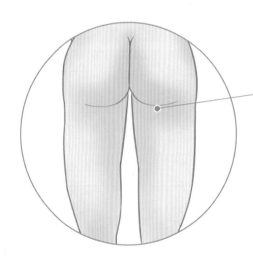

定位：承扶穴位于大腿后面，臀横纹的中点处。

适合病症：坐骨神经痛、腰骶神经根炎、下肢瘫痪、小儿麻痹后遗症、便秘、痔疮、尿潴留、臀部炎症等。

【操作方法】

按摩法：站立，手臂向下，手放在臀部，食指置于穴位上，用指腹按揉穴位，以出现酸痛感为宜。每日早晚各按摩1次，每次1~3分钟。

【配穴治疗】

承扶穴配委中穴，可治腰骶疼痛。

委中穴——疏经通络，散瘀活血，清热解毒

委，堆积的意思；中，指穴内气血所在，为天、人、地三部的中部。委中之名是指膀胱经的湿热水气在此聚集。委中穴是膀胱经的合穴，膀胱经的气血在此处聚集进而深入脏腑。委中穴是针灸的四大要穴，《四总歌诀》有云："腰背委中求"，凡腰背部病症都可取委中穴治疗。

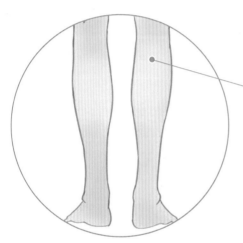

定位：委中穴位于腘横纹中点，当股二头肌肌腱与半腱肌肌腱的中间处。

适合病症：坐骨神经痛、小腿疲劳、腰部疼痛或疲劳、臀部疼痛、膝盖疼痛、颈部酸痛、腹痛。

【操作方法】

1. 按摩法：取坐位，一手绕到腘窝，拇指置于穴位上，另一手扶住膝盖，拇指指腹按揉穴位，以出现酸胀感为宜。每日早晚各按摩 1 次，每次 1 ~ 3 分钟。

2. 艾灸法：艾条温和灸，以局部灼热、出现红晕为度，每日 1 次，10 次为 1 个疗程。

【配穴治疗】

① 委中穴配隐白穴，治疗衄血不止。

② 委中穴配人中穴，治疗腰脊强痛。

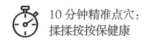

承山穴——理气止痛，舒筋活络

承，承受、承托之意；山，大堆的山石，指穴内物质为脾土。承山意指随膀胱经经水下行的脾土微粒在此固化。本穴物质为随膀胱经经水上行而来的脾土与水液的混合物，行至本穴后，水液气化而干燥的脾土微粒则沉降穴周，沉降的脾土堆积如大山之状，故名承山穴。

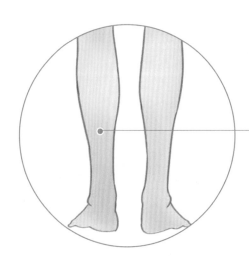

定位：承山穴位于小腿后面正中，委中穴与昆仑穴之间，伸直小腿或足跟上提时，腓肠肌肌腹下出现的三角形凹陷，即为该穴。

适合病症：腓肠肌痉挛（小腿肚抽筋）、脚部劳累、膝盖劳累、腰背痛、腰腿痛、便秘、脱肛、痔疮等。

【操作方法】

1. 按摩法：取坐位，将要按摩的腿放在另一条腿的膝盖上，一手扶住小腿，另一手拇指置于穴位上，用指腹按揉穴位，再用同样的方法按摩另一条腿上的穴位，以出现酸痛感为宜。每日按摩3次，每次按摩1~3分钟。

2. 艾灸法：手持点燃的艾条，将艾条燃头对准承山穴所在位置，距离皮肤2~3厘米，或以人体耐受度为准。

【配穴治疗】

① 承山穴配大肠俞穴，治疗痔疮。

② 承山穴配环跳穴、阳陵泉穴，治疗下肢痿痹。

昆仑穴——舒筋活络，强肾健骨，消肿止痛

昆仑，是广袤无垠的意思。昆仑之名是指膀胱经的水湿之气在此吸热上行。本穴物质为膀胱经经水的气化之汽，性寒湿，由于足少阳、足阳明二经的外散之热作用，寒湿水气吸热后亦上行并充斥于天之天部，穴内的各个层次都有气血物存在，犹如广袤无垠一般，故名昆仑穴。

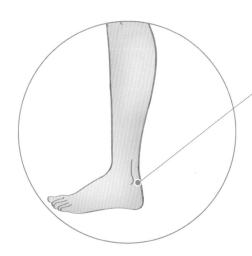

定位：昆仑穴位于外踝后方，当外踝尖与跟腱之间的凹陷处。

适合病症：颈项强直、腰骶疼痛、足踝肿痛、脚部疼痛、头痛、癫痫、滞产。

【操作方法】

按摩法：取坐位，将要按摩的那条腿屈曲，脚回缩置于身体旁，用同侧的手握住脚后跟，拇指置于穴位上，用指腹按揉穴位。再用同样的方法按摩另一侧的穴位，以出现酸痛感为宜。每日按摩 3 次，每次按摩 1 ~ 3 分钟。

【配穴治疗】

① 昆仑穴配风池穴，主要治疗头痛、惊痫。

② 昆仑穴配阳陵泉穴，有舒筋、活血、通络的作用，主要缓解治疗下肢痿痹。

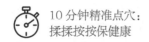

至阴穴——开窍醒神，理气活血，清头明目

至，极的意思；阴，寒、水的意思。至阴是指体内膀胱经的寒湿水气由此外输体表。本穴物质为来自体内膀胱经的寒湿水气，它位于人体的最下部，是人体寒湿水气到达的极寒之地，故名至阴穴。

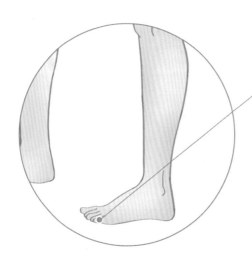

定位：至阴穴位于足小趾，外侧趾甲角旁0.1寸处。

适合病症：胎位不正、难产、胎盘滞留、脑出血、神经性头痛、脑血管病后遗症、眼结膜充血、角膜白斑、鼻塞、尿潴留、遗精等。

【操作方法】

按摩法：取坐位，把要按摩的脚翘起，脚跟着地，用同侧的手握住脚趾，拇指置于穴位上，用指尖垂直掐按穴位，用同样的方法按摩另一侧穴位，以出现刺痛感为宜。每日按摩3次，每次1~3分钟。

【配穴治疗】

至阴穴配太冲穴、百会穴，可治头痛。

八、足少阴肾经

俞府穴——止咳平喘，和胃降逆

俞，同输，传输之意；府，指体内脏腑。俞府是指肾经气血由此处回归体内脏腑。本穴是肾经体内经脉与体表经脉在人体上部的交会点，肾经经气在此聚集，然后进入胸中，传输至体内脏腑，故名俞府穴。

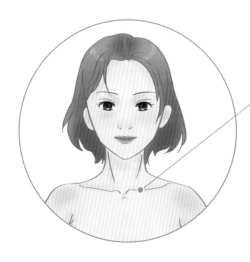

定位：俞府穴位于胸部，当锁骨下缘，前正中线旁开 2 寸。

适合病症：咳嗽、支气管炎、哮喘、呼吸困难、神经性呕吐、食欲不振、胸膜炎、气喘、胸痛、呕吐、不嗜食等。

【操作方法】

按摩法：站立，举起双手，用拇指的指尖垂直按揉穴位，以出现酸痛感为宜。每日早晚各按摩 1 次，每次 3 ~ 5 分钟。

【配穴治疗】

① 俞府穴配天突穴、肺俞穴、鱼际穴，可治咳嗽、咽痛。
② 俞府穴配足三里穴、合谷穴，可治胃气上逆之呕吐、呃逆。

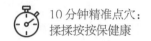

复溜穴——补肾益阴，温阳利水

复，再的意思；溜，悄悄地散失。复溜是指肾经的水湿之气在此处再次吸收热量蒸发上行。本穴物质是照海穴传输来的寒湿水气，上行至本穴后，再次吸收天部之热而蒸腾，气血犹如溜走一般，故名复溜穴。

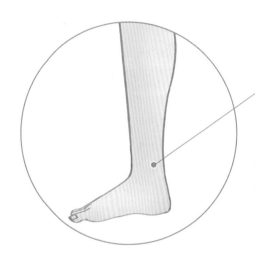

定位：复溜穴位于小腿内侧，太溪穴直上2寸，跟腱的前方。

适合病症：泄泻、肠鸣、水肿、腹胀、足痿、盗汗、身热无汗、腰脊强痛、精力减退、手脚冰凉、手脚水肿、肾炎、睾丸炎、尿路感染、白带过多等。

【操作方法】

1.按摩法：正坐，把要按摩的脚放在另一条腿的膝盖上。一只手扶住膝盖，另一只手握住脚踝，拇指置于穴位上。用拇指指腹从上往下推按穴位，用同样的方法按摩另一侧穴位，以出现酸痛感为宜。每日早晚各按摩1次，每次1～3分钟。

2.艾灸法：艾炷灸或温针灸3～5壮，艾条温和灸10分钟左右。

【配穴治疗】

① 复溜穴配后溪穴，治疗盗汗不止。

② 复溜穴配中极穴、阴谷穴，治疗癃闭。

太溪穴——滋阴益肾，壮阳强腰

太，大的意思；溪，溪流。太溪是指肾经经水在此形成较大的溪水。本穴物质为然谷穴传来的冷降之水，至本穴后,冷降水液形成了较为宽大的浅溪，故名太溪穴。太溪是肾经的原穴，是肾脏元气聚集的部位。

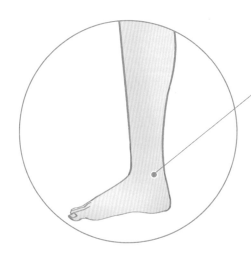

定位：太溪穴位于足内侧，内踝后方，当内踝尖与跟腱之间的凹陷处。

适合病症：遗精、遗尿、头痛目眩、咽喉肿痛、牙痛、耳聋、耳鸣、消渴、月经不调、失眠、健忘、阳痿、小便频数、下肢厥冷、肾病、咳嗽、气喘等。

【操作方法】

1.按摩法：取坐位，把要按摩的脚放在另一条腿的膝盖上。一只手扶住膝盖，另一只手握住脚踝，拇指置于穴位上。用拇指指腹从上往下推按穴位。用同样的方法按摩另一侧穴位，以出现胀痛感为宜。每日早晚各按摩 1 次，每次 1 ~ 3 分钟。

2.艾灸法：艾条温和灸，灸至局部温热、出现红晕为度，每日 1 次， 10 次为 1 个疗程。

【配穴治疗】

① 太溪穴配然谷穴，治疗热病烦心、多汗。

② 太溪穴配肾俞穴，治疗水肿。

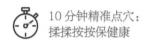
照海穴——滋阴清热，宁神利咽

照，照射的意思；海，指水量较多。照海是指肾经经水在此大量蒸发。本穴物质为水泉穴传来的地部经水，至本穴后，形成一个较大水域，水域平静如镜，接受天部照射而来的热能而大量蒸发，故名照海穴。

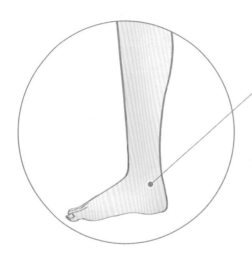

定位：照海穴位于足内侧，内踝高点正下缘凹陷处。

适合病症：小便不利、小便频数、咽干咽痛、目赤肿痛、痫症、失眠、月经不调、痛经、赤白带下、阴挺、阴痒、下肢痿痹、疝气、脚气等。

【操作方法】

1.按摩法：取坐位，把要按摩的脚放在另一条腿的膝盖上。一只手扶住小腿，另一只手握住脚踝，拇指置于穴位上。用拇指指腹按揉穴位，用同样的方法按摩另一侧穴位，以出现酸痛感为宜。每日早晚各按摩1次，每次1～3分钟。

2.艾灸法：艾条温和灸，灸至局部温热、出现红晕为度，每日1次，10次为1个疗程，病愈后巩固灸5～6次。

【配穴治疗】

照海穴配合谷穴、列缺穴，有滋阴、清热利咽的作用，主治咽喉肿痛。

涌泉穴——苏厥开窍，滋阴益肾，平肝息风

涌，外涌而出；泉，泉水。涌泉为肾经经脉的第一穴，它连通肾经的体内和体表经脉，肾经体内经脉中的经水由此外涌而出至体表，故名涌泉穴。《黄帝内经》中记载："肾出于涌泉，涌泉者足心也。" 意思是说，肾经之气犹如源泉之水，来源于足下，涌出灌溉周身四肢各处。

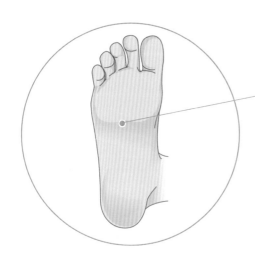

定位：涌泉穴位于足底前 1/3 的凹陷中，第二、第三趾趾缝纹头端与足跟连线的前 1/3 处。

适合病症：休克、晕车、脑出血、失眠、癔症、癫痫、精神病、小儿惊风、神经性头痛、舌骨肌麻痹、咽喉炎、急性扁桃体炎、遗尿等。

【操作方法】

1. 按摩法：取坐位，把要按摩的脚放在另一条腿的膝盖上。一只手扶住小腿，另一只手握住足底，拇指置于穴位上。用拇指指腹从后往前推按穴位，用同样的方法按摩另一侧穴位，以出现酸痛感为宜。每日早晚各按摩 1 次，每次 1～3 分钟。

2. 艾灸法：手持点燃的艾条，将一只脚脚底翻转，艾条燃头对准涌泉穴所在位置，距离皮肤 2～3 厘米，或以人体耐受度为准。

【配穴治疗】

涌泉穴配然谷穴，治疗喉痹。

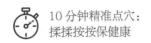

九、手厥阴心包经

天池穴——活血化瘀，宽胸理气，止咳平喘

天，指天部；池，储液之池。天池是指心包外输的高温水气在此冷凝为地部经水。本穴位于乳头外侧，而乳头为人体体表的高地势处，因此本穴也位于高地势处，即天部。穴内物质是心包经募穴膻中穴传来的高温水气，至本穴后，散热冷降为地部经水，本穴气血既处高位又为经水，故名天池。

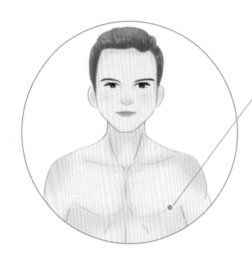

定位：天池穴位于胸部，第四肋间隙，乳头外1寸。

适合病症：胸闷、咳嗽、痰多、气喘、胁肋胀痛、心绞痛、心外膜炎、乳腺炎、乳汁分泌不足、淋巴结核、腋窝淋巴腺炎等。

【操作方法】

按摩法：正坐或仰卧或站立，举起双手，拇指置于穴位上，用指腹垂直按揉穴位，以出现酸痛感为宜。每日早晚各按摩1次，每次1～3分钟。

【配穴治疗】

① 天池穴配曲池穴、人迎穴、神道穴等穴位治胸闷。
② 天池穴配合谷穴、丝竹空穴、鱼际穴等穴位治头痛。

曲泽穴——活血化瘀，清暑泄热，和胃降逆

曲，隐秘的意思；泽，沼泽。曲泽是指心包经气血在此汇合。本穴在心包经上，虽然心包经上、下两部经脉的经气在此汇合并散热冷降，表现出水的润下特征，但是从天泉穴下传到本穴的经水仍大量气化水湿，本穴如同热带沼泽一般生发气血，故名曲泽穴。

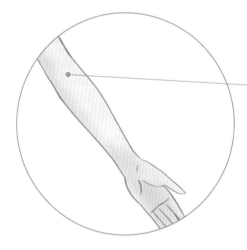

定位：曲泽穴位于肘横纹中，当肱二头肌肌腱的尺侧缘处。

适合病症：中暑、热病、肘臂挛痛、胃痛、呕吐、泄泻、心痛、心悸、胸痛等。

【操作方法】

1. 按摩法：正坐或站立，伸出手臂，肘关节屈曲约 45°，用另一只手握住肘尖，拇指置于穴位上，用指尖垂直按压穴位，用同样的方法按摩另一侧穴位，以出现酸、胀、痛的感觉为宜。每日早晚各按摩 1 次，每次 1 ~ 3 分钟。

2. 艾灸法：艾炷灸或温针灸 5 ~ 7 壮，艾条灸 10 ~ 15 分钟。

【配穴治疗】

① 曲泽穴配内关穴、大陵穴，可治心胸痛。

② 曲泽穴配神门穴、鱼际穴，可治呕血。

③ 曲泽穴配委中穴、曲池穴，可治高热中暑。

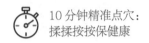
内关穴——养心安神，和胃降逆，宽胸理气

内，内部；关，关卡。内关是指心包经的体表经水由此注入体内。本穴物质为间使穴传来的地部经水，流至本穴后，由本穴的孔隙从体表经脉进入体内经脉，心包经的体内经脉之气无法从本穴的孔隙外出体表，如被关卡阻挡一般，故名内关穴。

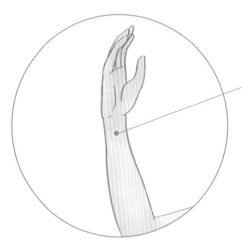

定位：内关穴位于前臂正中，腕横纹上2寸，在桡侧腕屈肌肌腱和掌长肌肌腱之间。

适合病症：胃炎、胃痉挛、肠炎、痢疾、急性胆管疾患、风湿性心脏病、心绞痛、心肌炎、心内膜炎、心外膜炎、心动过速、心动过缓、心律不齐等。

【操作方法】

1.按摩法：正坐或站立，屈肘，手平伸，手腕部可见到两条肌腱。用另外一只手握住手腕，拇指置于肌腱之间的穴位上，用指尖垂直掐按穴位，用同样的方法按摩另一侧穴位，以出现酸、胀、痛的感觉为宜。每日早晚各按摩1次，每次1～3分钟。

2.艾灸法：艾条雀啄灸，以灸至穴位红润、感受灼痛为度，每日1次，20次为1个疗程。

【配穴治疗】

内关穴配公孙穴，治疗抑郁、昏迷、腹痛。

劳宫穴——清心泻热，开窍醒神，消肿止痒

劳，指劳作；宫，指宫殿。劳宫之名是指心包经的高热之气在此带动脾土中的水湿气化为汽。本穴物质为中冲穴传来的高温干燥之气，行至本穴后，此高温之气传热于脾土，使脾土中的水湿亦随之气化，穴内的地部脾土未受其气血灌溉，反而付出水湿，如人之劳作付出一般，故名劳宫穴。

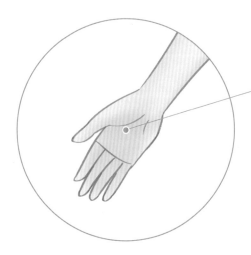

定位：劳宫穴位于手掌心，当第二、第三掌骨之间偏于第三掌骨，握拳屈指时中指尖下即是。

适合病症：口腔炎、齿龈炎、口疮、口臭、鹅掌风、手癣、手指麻木、高血压、黄疸、食欲不振、中风昏迷、晕厥、中暑、癫狂、癔症、精神病等。

【操作方法】

1. 按摩法：坐或站立，屈肘，微握拳，中指指尖所指掌心部位即为该穴位。用另一只手托住该手的手背，拇指置于穴位上，用指甲尖垂直掐按穴位，用同样的方法按摩另一侧穴位，以出现刺痛感为宜。每日早晚各按摩 1 次，每次 1 ~ 3 分钟。

2. 艾灸法：温和灸，以局部灼热、出现红晕为度，每日 1 次，每次灸治 10 分钟左右，8 次为 1 个疗程，在更年期综合征期间亦可施灸。

【配穴治疗】

劳宫穴配水沟穴、十宣穴、曲泽穴、委中穴，治疗中暑昏迷。

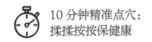

中冲穴——苏厥开窍，清心泄热

中，与外相对，指中冲穴内物质来自体内心包经；冲，指冲射状。中冲是指体内心包经的高热之气由此冲出体表。本穴物质为体内心包经的高热之气，由体内外出体表时呈现冲射状，故名中冲穴。

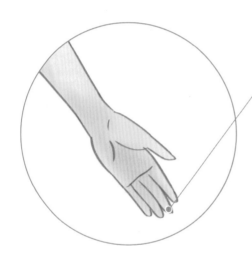

定位：中冲穴位于手中指末节尖端中央。

适合病症：高血压、心绞痛、心肌炎、中风昏迷、高热晕厥、休克、脑出血、中暑、瘾症、癫痫、小儿惊风、小儿消化不良、舌炎、结膜炎等。

【操作方法】

1.按摩法：正坐，手平伸，掌心向下，手指弯曲，另一手食指和中指夹住该手的中指末节，拇指弯曲，用指甲尖垂直掐按中指端的穴位，用同样的方法按摩另一侧穴位，以出现刺痛感为宜。每日早晚各按摩1次，每次1～3分钟。

2.艾灸法：艾炷灸1～3壮，艾条灸5～10分钟。

【配穴治疗】

① 中冲穴配内关穴、水沟穴，可治小儿惊风、中暑、中风昏迷。

② 中冲穴配商阳穴，可治耳聋时不闻音。

天泉穴——宽胸理气，活血通脉

天泉穴又名天温穴、天湿穴。天，天部也；泉，泉水也。该穴名意指心包经的下行经水是从高处飞落而下。本穴物质为天池穴传来的地部温热经水，由天池穴上部传至本穴时是从高处落下，气血物质如同由天而降，故名天泉穴。其具有宽胸理气、活血通脉的功效。

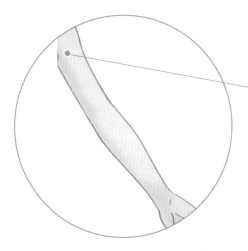

定位：天泉穴位于臂内侧，当腋前纹头下 2 寸，肱二头肌的长、短头之间。

适合病症：支气管炎、咳嗽、上臂内侧痛、视力减退、心绞痛、心动过速、心内膜炎、膈肌痉挛、胸满、胁胀等。

【操作方法】

1. 按摩法：可用手指用力按压天泉穴 3 ~ 5 秒，停 1 ~ 2 秒后再继续按压，连续按摩 2 ~ 3 分钟。

2. 艾灸法：艾炷灸 3 ~ 5 壮，艾条灸 5 ~ 10 分钟。

【配穴治疗】

① 天泉穴配内关穴、通里穴，可治心痛、心悸。

② 天泉穴配肺俞穴、支沟穴，可治咳嗽、胸痛。

③ 天泉穴配侠白穴、曲池穴、外关穴，可治上肢痿、瘫、痛。

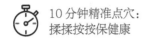
大陵穴——清心安神，治疗癫痫

大陵穴，别名心主穴、鬼心穴。大，与小相对；陵，丘陵、土堆的意思。大陵的意思是指随心包经经水冲刷下行的脾土物质在这里堆积如山，如丘陵一般，故名大陵穴，具有燥湿生气的作用。大陵穴治疗癫痫有很好的效果。

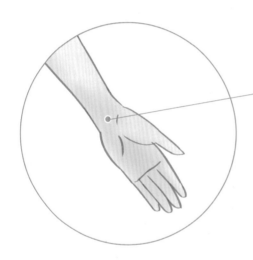

定位：大陵穴位于腕掌横纹的中点处，当掌长肌肌腱与桡侧腕屈肌肌腱之间。

适合病症：心肌炎、心内外膜炎、心动过速、神经衰弱、失眠、癫痫、胃炎、胃出血、足跟痛、咽炎、腋窝淋巴结炎等。

【操作方法】

1.按摩法：可用手指用力按压大陵穴，按摩时间不宜过长，按至有酸痛感为宜。每日按摩 3 次，每次按摩 2 分钟左右。

2.艾灸法：艾炷灸或温针灸 3 ~ 5 壮，艾条灸 10 ~ 20 分钟。

【配穴治疗】

① 大陵穴配劳宫穴，可治心绞痛、失眠。

② 大陵穴配外关穴、支沟穴，可治腹痛、便秘。

③ 大陵穴配水沟穴、间使穴、心俞穴，可治惊悸。

十、手少阳三焦经

丝竹空穴——疏风清热，安神明目，预防眼疾

丝竹，古代指管弦乐器，丝和竹均是八音之一，此处是指气血的运行有如声音飘然而至；空，空虚之意。丝竹空是指穴外天部的寒湿水气由此汇入三焦经后冷降归地。本穴为三焦经终点之穴，由口禾髎穴传至本穴的气血极为虚少，穴内气血为空虚之状，穴外的寒湿水气如同天空中的声音飘然而至，故名丝竹空穴。

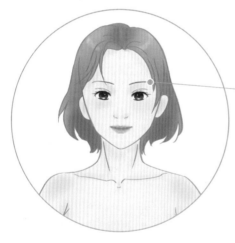

定位：丝竹空穴位于面部，当眉梢凹陷处。

适合病症：头痛眩晕、眼结膜炎、目赤肿痛、视物不清、迎风流泪、电光性眼炎、视神经萎缩、角膜白斑、面神经麻痹、小儿惊风等。

【操作方法】

1. 按摩法：正坐或站立，举起双手，置于额头两侧，拇指置于穴位上，用指腹按揉穴位，以出现酸、胀、痛的感觉为宜。每日早晚各按摩 1 次，每次 1～3 分钟。

2. 艾灸法：艾条温和灸，每日 1 次，10 次为 1 个疗程，间隔 3 日左右进入下一个疗程。

【配穴治疗】

丝竹空穴配瞳子髎穴、睛明穴、攒竹穴，主治目赤肿痛。

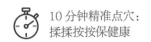
翳风穴——聪耳通窍，祛风散热，疏风通络

翳，用羽毛做的华盖，为遮蔽之物，指穴内物质为天部的卫外阳气；风，指穴内之气为风行之状。翳风是指三焦经经气在此化为天部的阳气。本穴物质为天牖穴传来的热胀风气，至本穴后，热胀风气势弱缓行而化为天部的卫外阳气，卫外阳气由本穴以风气的形式输向头之各部，故名翳风穴。

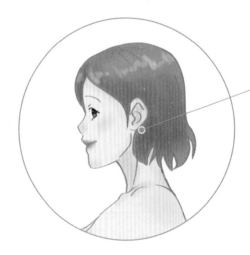

定位：翳风穴在耳垂后方，当乳突与下颌角之间的凹陷处。

适合病症：耳聋耳鸣、头痛牙痛、腮腺炎、下颌关节炎、口眼㖞斜、笑肌麻痹、甲状腺肿、面神经麻痹、痉病、癫狂、膈肌痉挛等。

【操作方法】

1. 按摩法：正坐或站立，抬头，目前视，除拇指外的四指贴于颈部，拇指置于穴位上，用指腹按揉穴位，以出现酸痛感为宜。每日早晚各按摩 1 次，每次 1 ~ 3 分钟。

2. 艾灸法：雀啄灸，以穴位温热、出现红晕为度，每日 1 次，10 次为 1 个疗程。

【配穴治疗】

① 翳风穴配地仓穴、承浆穴、水沟穴、合谷穴，治疗口噤不开。

② 翳风穴配听宫穴、听会穴，治疗耳鸣、耳聋。

肩髎穴——祛风除湿，通经活络

肩，指穴位在肩部；髎，孔隙的意思。肩髎是指三焦经经气在此穴位化雨冷降归于地部。本穴物质为臑会穴传来的天部阳气，到本穴后，因散热吸湿化为寒湿的水湿云气，水湿云气冷降后归于地部，冷降的雨滴就像从孔隙中漏下一样，故名肩髎穴。

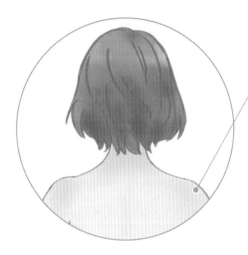

定位：肩髎穴在肩部，肩髃穴后方，当上臂外展时于肩峰后下方呈现凹陷处。

适合病症：肩臂痛、上肢麻痹或瘫痪、肩关节周围炎、中风偏瘫、瘾疹、脑血管后遗症、胸膜炎、肋间神经痛等。

【操作方法】

1. 按摩法：站立，两手臂向外伸直，可见到两侧肩峰后下方有凹陷，即为穴位所在。一手绕到对侧肩部，用拇指、食指和中指拿捏穴位，以出现酸痛感为宜。每日早晚各按摩 1 次，每次 3 ～ 5 分钟。

2. 艾灸法：手持点燃的艾条，将艾条燃头对准肩髎穴所在位置，距离皮肤 2 ～ 3 厘米灸治。灸治 15 分钟左右。

【配穴治疗】

① 肩髎穴配曲池穴、肩髃穴，治疗肩臂痛。

② 肩髎穴配外关穴、章门穴，治疗肋间神经痛。

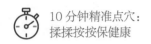
外关穴——补阳益气，清热解表，通经活络

外，外部；关，关卡。外关是指三焦经气血在此胀散外行，外部气血被阻挡不得入三焦经。本穴物质为阳池穴传来的阳热之气，行至本穴后，因吸热而进一步胀散，胀散之气由穴内出于穴外，穴外的气血物质无法入于穴内，犹如被关卡阻挡一般，故名外关穴。

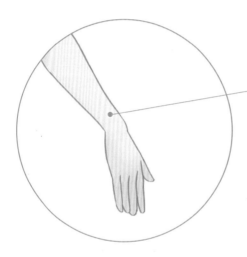

定位：外关穴位于前臂背侧，当阳池与肘尖的连线上，腕背横纹上2寸，尺骨与桡骨之间。

适合病症：上肢关节炎、桡神经麻痹、急性腰扭伤、颞颌关节功能紊乱、落枕、目赤肿痛、耳鸣耳聋、鼻衄、牙痛、脑血管疾病后遗症、遗尿等。

【操作方法】

1.按摩法：正坐或站立，伸出前臂，掌心向下，另一只手握住手腕，拇指置于穴位上，用拇指尖垂直掐按穴位，用同样的方法按摩另一侧穴位，以出现酸痛感为宜。每日早晚各按摩1次，每次1～3分钟。

2.艾灸法：选用艾条灸10分钟左右。

【配穴治疗】

① 外关穴配后溪穴，可治落枕。

② 外关穴配太阳穴、率谷穴，可治偏头痛。

关冲穴——泻热开窍，清利喉舌，活血通络

关，关卡；冲，指冲射之状。关冲是指三焦经体内经脉的温热水气由此外冲体表经脉。本穴物质是来自三焦经体内经脉外冲而出的温热水气，而液态物由于压力不足不能外出体表，如被关卡阻挡一般，故名关冲穴。

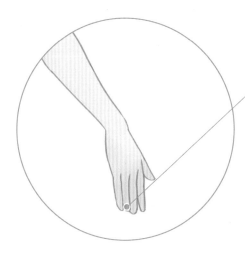

定位：关冲穴位于手无名指末节尺侧端，距指甲角 0.1 寸处。

适合病症：头痛、扁桃体炎、喉炎、结膜炎、角膜白斑、耳鸣、耳聋、热病昏迷、高热昏厥、中暑昏迷、脑血管病、小儿消化不良、手臂痛等。

【操作方法】

按摩法：正坐或站立，屈肘，手掌置于胸前，用另一手的食指和中指夹住该手的无名指，拇指弯曲，用指甲尖垂直掐按穴位。用同样的方法按摩另一侧穴位，以出现刺痛感为宜。每日早晚各按摩 1 次，每次 1 ~ 3 分钟。

【配穴治疗】

① 关冲穴配风池穴、商阳穴，有退热解表的作用，主治热病无汗。

② 关冲穴配人中穴、劳宫穴，有泻热开窍的作用，主治中暑。

③ 关冲穴配少商穴、少泽穴，有清热利咽的作用，主治咽喉肿痛。

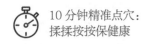
会宗穴——清利三焦，疏通经络

会，会合也；宗，祖宗也，为老、为尊、为长也。本穴物质为三焦经的天部阳气会合而成，所处为天之天部，如宗气之所汇，故名会宗穴。

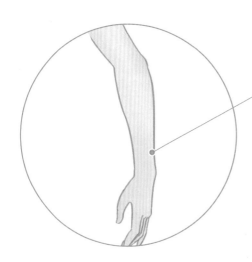

定位：会宗穴位于前臂背侧，当腕背横纹上3寸，支沟穴的尺侧，尺骨桡侧缘。

适合病症：耳聋、耳鸣、癫痫、气滞喘满、上肢肌肤痛等。

【操作方法】

1.按摩法：用一手的拇指按住另一手的会宗穴，顺时针方向按揉约2分钟，每日按摩3次，以有酸胀感为佳。

2.艾灸法：艾炷灸或温针灸3～5壮，艾条灸10分钟左右。

【配穴治疗】

①会宗穴配听会穴、耳门穴，治疗耳聋。

②会宗穴配大包穴，治疗上肢肌肉疼痛、软组织挫伤。

③会宗穴配大椎穴、百会穴，有息风定痫的作用，主治小儿癫痫。

天井穴——行气散结，安神通络

天，天部也；井，孔隙通道也。该穴名意指三焦经吸热上行的水浊之气在此聚集。本穴物质为四渎穴传来的水湿之气，至本穴后，为聚集之状，其变化为散热冷缩并从天之上部降至天之下部，气血的运行变化如从天井的上部落下一般。

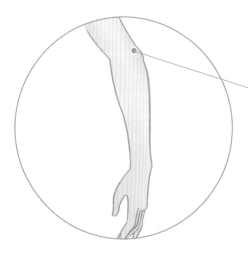

定位：天井穴位于上臂外侧，屈肘时，肘尖直上 1 寸凹陷处。

适合病症：眼睑炎、扁桃体炎、外眼角红肿、咽喉疼痛、中风、抑郁症、精神分裂症、支气管炎、颈淋巴结核、心痛、胸痛、偏头痛、颈项痛、落枕等。

【操作方法】

1. 按摩法：打开双手，拇指按在天井穴上，从外往内做环形按揉，每日按摩 3 次，每次 10 分钟。

2. 艾灸法：艾炷灸或温针灸 3 ~ 5 壮，艾条灸 10 ~ 20 分钟。

【配穴治疗】

① 天井穴配率谷穴，治疗偏头痛。

② 天井穴配天突穴，治疗瘿气。

③ 天井穴配巨阙穴、心俞穴，治疗精神恍惚。

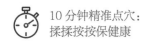
十一、足少阳胆经

瞳子髎穴——平肝息风，明目退翳

瞳子，指眼珠中的黑色部分，为肾水所主之处，指穴内物质为肾水特征的寒湿水气；髎，孔隙。该穴名是指穴外天部的寒湿水气在此汇集后冷降归地。本穴为胆经头面部的第一穴，本穴汇集头面部的寒湿水气后，从天部冷降至地部，冷降的水滴细小如从孔隙中散落一般，故名瞳子髎穴。

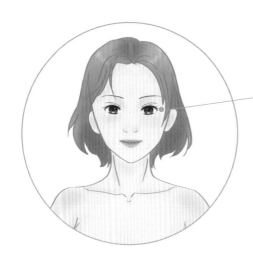

定位：瞳子髎穴位于面部，外眼角旁，当眶外侧缘处。

适合病症：角膜炎、视网膜炎、视网膜出血、睑缘炎、青少年近视眼、白内障、青光眼、夜盲症、视神经萎缩、头痛、面神经麻痹、三叉神经痛等。

【操作方法】

1.按摩法：正坐、仰卧或站立，举起双手，放在额头两侧，除拇指外的四指屈曲，拇指置于穴位上，用指尖按揉穴位，以出现酸、胀、痛的感觉为宜。每日早晚各按摩1次，每次1~3分钟。

2.艾灸法：艾条灸10分钟左右。

【配穴治疗】

瞳子髎穴配养老穴、肝俞穴、光明穴，可治疗老眼昏花。

上关穴——聪耳明目，散风活络

上，上行的意思；关，关卡的意思。上关是指胆经的清阳之气由此上行。本穴物质为听会穴吸热上行的弱小水气，在上行本穴过程中，外部的寒湿水气也加入其中，至本穴后，清阳之气吸热上行，滞重水湿则冷缩降地，本穴如同气血上行天部的关卡一般，故名上关穴。

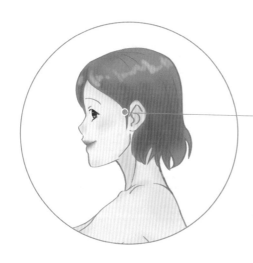

定位：上关穴位于耳前，下关穴直上，当颧弓的上缘凹陷处。

适合病症：耳鸣、耳聋、中耳炎、口眼㖞斜、假性近视、牙痛、下颌关节炎、颞颌关节功能紊乱、面神经麻痹、面肌痉挛、偏头痛、眩晕等。

【操作方法】

1. 按摩法：正坐、仰卧或站立，举起双手，放在额头两侧，除拇指外的四指屈曲，拇指置于穴位上，用指腹按揉穴位，以出现酸、胀、痛的感觉为宜。每日早晚各按摩 1 次，每次 1 ~ 3 分钟。

2. 艾条灸：艾条灸 10 分钟左右。

【配穴治疗】

① 上关穴配耳门穴、合谷穴、颊车穴，可治下颌关节炎、牙关紧闭。

② 上关穴配肾俞穴、太溪穴、听会穴，可治肾虚、耳鸣、耳聋。

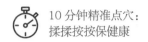
听会穴——开窍聪耳，通经活络

听会，即耳朵能听到声音，指穴内的天部气血为空虚之状，没有东西阻隔声音的传递。本穴物质为瞳子髎穴下传的天部寒湿水气，至本穴后，此气吸附了更多的天部寒湿水气并化雨冷降于地，天部气血因而变得虚静，如远处声音可被听见，故名听会穴。

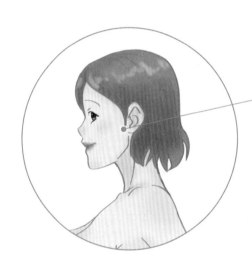

定位：听会穴位于面部，当耳屏间切迹的前方，下颌骨髁突的后缘，张口有凹陷处。

适合病症：突发性耳聋、中耳炎、外耳道疖、颞关节功能紊乱、腮腺炎、牙痛、咀嚼肌痉挛、面神经麻痹、脑血管病后遗症等。

【操作方法】

1.按摩法：正坐或站立，张口，食指置于穴位上，用指尖按揉穴位，以出现酸痛感为宜。每日按摩3次，每次按摩1~3分钟。

2.艾灸法：艾条温和灸，以穴位红晕、温热为度，每日1次，10次为1个疗程，灸至耳鸣消失，听力恢复正常为止；可自我灸治。

【配穴治疗】

① 听会穴配颊车穴、地仓穴，治疗中风、口眼㖞斜。

② 听会穴配迎香穴，治疗耳聋、气痔。

③ 听会穴配耳门穴、听宫穴，治疗下颌关节炎。

完骨穴——通络宁神，祛风清热

完，完全、全部的意思；骨，肾在体合骨，肾主水，所以骨指水液。完骨是指胆经气血在此完全冷降为地部水液。本穴物质为头窍阴穴传来的寒湿水气，至本穴后，天部的寒湿水气全部冷降为地部的水液，故名完骨穴。

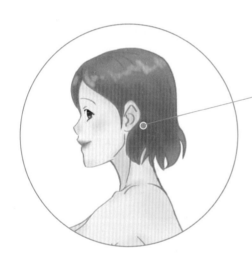

定位：完骨穴位于头部，当耳后乳突的后下方凹陷处。

适合病症：腮腺炎、齿龈炎、中耳炎、扁桃体炎、口唇肌肉萎缩、口眼㖞斜、牙痛、头痛、失眠、癫痫、面神经麻痹、颈项强直、疟疾等。

【操作方法】

按摩法：正坐或站立，抬头，目前视，食指置于穴位上，用指腹按揉穴位，以出现酸痛感为宜。每日早晚各按摩 1 次，每次 1 ~ 3 分钟。

【配穴治疗】

① 完骨穴配风池穴、大杼穴，可治疟疾。
② 完骨穴配风池穴、合谷穴，可治风热上犯喉痹、牙痛、疖腮、口㖞。

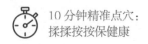
风池穴——祛风解表，聪耳明目

风，指穴内物质为天部的风气；池，是囤积水液之器，指穴内物质富含水湿。风池之名是指胆经气血在此化为阳热风气。本穴物质为脑空穴传来的水湿之气，至本穴后，因受外部之热，水湿之气胀散并化为阳热风气，输散于头颈各部，故名风池穴。

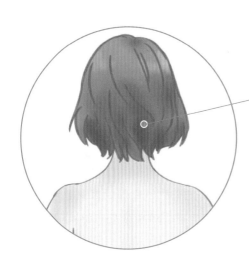

定位：风池穴位于后颈部，当枕骨之下，与风府穴相平，胸锁乳突肌与斜方肌上端之间的凹陷处。

适合病症：头痛、眩晕、颈项强痛、目赤痛、目泪出、鼻渊、鼻衄、耳鸣、耳聋、中风、热病、感冒等。

【操作方法】

按摩法：正坐或站立，抬起手臂，双手置于脑后，四指屈曲，拇指置于穴位上，用指腹从下往上按揉穴位，以出现酸、胀、痛的感觉为宜。每日早晚各按摩1次，每次1~3分钟。

【配穴治疗】

① 风池穴配合谷穴、丝竹空穴，治疗偏头痛。

② 风池穴配脑户穴，治疗目痛不能视。

肩井穴——祛风清热，活络消肿

肩，指穴位在肩部；井，指地部孔隙。肩井是指胆经的地部水液由此流入地之地部。本穴物质为胆经上部经脉下行而至的地部经水，至本穴后，经水由本穴的地部孔隙流入地之地部，故名肩井穴。

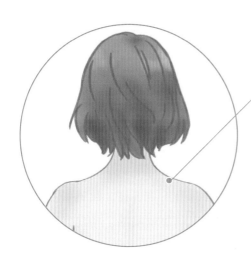

定位：肩井穴位于肩上，当大椎穴与肩峰端连线的中点，在前胸部正对乳中。

适合病症：落枕、颈椎病、颈项肌痉挛、肩周炎、肩背痛、卒中后遗症、小儿麻痹后遗症、乳腺炎、功能性子宫出血、难产、神经衰弱等。

【操作方法】

1.按摩法：正坐或站立，双手分别伸到肩部，食指和中指并拢，中指置于穴位上，用两指的指腹一起按揉穴位，以出现酸、麻、胀、痛的感觉为宜。每日早晚各按摩 1 次，每次 1 ~ 3 分钟。

2.刮痧法：用一点刮痧油或者水打湿肩井穴，点刮肩井穴，以出痧为准。

【配穴治疗】

① 肩井穴配肩髃穴、天宗穴，有活血通络、止痛的作用，主治肩背痹痛。

② 肩井穴配乳根穴、少泽穴，有消炎通乳、止痛的作用，主治乳汁不足，乳痈。

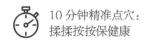

环跳穴——疏经通络，强腰益肾，祛风散寒

环，一种圆形而中间有孔的玉器或一串连环中的一节，这里所指穴内物质为天部肺金特性的凉湿之气；跳，跳动，阳之健，指穴内阳气健盛。环跳是指胆经水湿在此大量气化为天部阳气。本穴物质为居髎穴传来的地部水湿，至本穴后，水湿渗入穴内丰满的肌肉之中并汽化为天部的阳气，穴内阳气健盛使人充满活力，故名环跳穴。

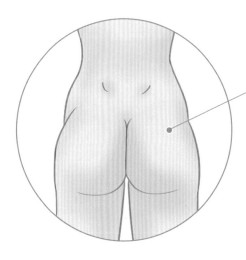

定位：环跳穴位于股外侧部，侧卧屈腿，当股骨大转子最凸点与骶管裂孔连线的外 1/3 与内 2/3 交界处。

适合病症：坐骨神经痛、下肢麻痹、脑血管病后遗症、腰腿痛、髋关节及周围软组织疾病、脚气、感冒、神经衰弱、风疹、湿疹等。

【操作方法】

1. 按摩法：站立，两手分别放在两侧臀部，虎口对准髋部，除拇指外的四指在前，拇指置于穴位上，以拇指的指腹用力按揉穴位。用同样的方法按摩对侧穴位，以出现酸痛感为宜。每日早晚各按摩 1 次，每次 3 ~ 5 分钟。

2. 艾灸法：施灸者手持点燃的艾条，将艾条燃头对准环跳穴所在位置，距离皮肤 2 ~ 3 厘米，或以人体耐受度为准；也可用艾灸盒辅助自行灸治。

【配穴治疗】

环跳穴配殷门穴、阳陵泉穴、委中穴、昆仑穴，治疗坐骨神经痛。

风市穴——祛风化湿，通经活络

风，指风气；市，集市、集结之意。风市是指胆经经气在此散热冷缩后化为水湿风气。本穴物质为环跳穴传来的天部凉湿水气，至本穴后，凉湿水气进一步散热冷缩而变为天部的水湿云气，水湿云气由本穴的天部横向向外传输，本穴如同风气的集散之地，故名风市穴。按摩风市穴可祛风化湿，通经活络，对于卒中后半身不遂、下肢痿痹有较好的调理和治疗效果。

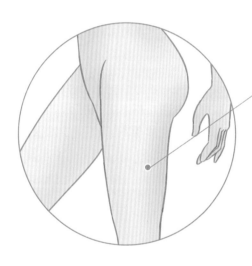

定位：风市穴位于大腿外侧部的中线上，当腘横纹上7寸。

适合病症：卒中后遗症、半身不遂、下肢瘫痪、腰腿痛、膝关节炎、脚气、头痛、眩晕、坐骨神经痛、股外侧皮神经炎、瘾疹、耳鸣等。

【操作方法】

按摩法：直立，手自然下垂，贴于大腿中线，用中指的指腹垂直按揉穴位，至出现酸、麻、胀的感觉为宜。每日早晚各按摩1次，每次1～3分钟。

【配穴治疗】

① 风市穴配大肠俞穴、环跳穴、秩边穴、委中穴、阳陵泉穴等，治疗腰腿酸痛。

② 风市穴配大杼穴、大椎穴、命门穴、关元穴、腰阳关穴等，治疗类风湿、痹证。

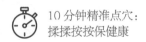

阳陵泉穴——疏泄肝胆，清利湿热，舒筋健膝

阳陵泉穴，是根据穴位所在部位而命名的。阳陵泉穴在膝外侧、腓骨小头前下方的凹陷中。膝外侧属阳，腓骨小头似丘陵，经气流入凹陷中，像水流入泉中，故名阳陵泉穴。

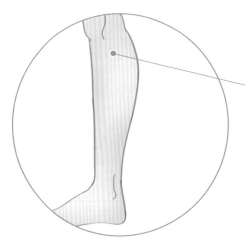

定位：阳陵泉穴位于小腿外侧，当腓骨小头前下方的凹陷处。

适合病症：肝炎、胆囊炎、胆结石、胆绞痛、胆管蛔虫症、习惯性便秘、肩周炎、落枕、腰扭伤、高血压病、肋间神经痛等。

【操作方法】

1.按摩法：取坐位，要按摩的腿屈曲，拇指置于穴位上，用指腹垂直按揉穴位。用同样的方法按摩对侧的穴位，以出现酸、胀、痛的感觉为宜。每次按摩1～3分钟。

2.艾灸法：艾炷灸或温针灸5～7壮，艾条灸15分钟左右。

【配穴治疗】

① 阳陵泉穴配支沟穴，可治疗胸胁痛。

② 阳陵泉穴配日月穴，治疗胆囊炎。

悬钟穴——平肝息风，疏肝益肾

悬，悬挂的意思；钟，同踵，脚后跟的意思。悬钟是指穴位的位置在脚后跟之上。悬钟穴靠近腓骨下 1/4 折点处，此处因腓骨的上 3/4 段被腓骨长肌覆盖，骨骼在此形如断绝，所以悬钟又叫绝骨穴。悬钟是八会穴中的髓会，骨髓滋润营养骨骼，与骨骼的生长密切相关，因此悬钟可调理骨骼肌肉的病变。

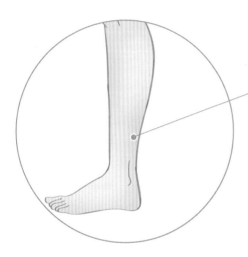

定位：悬钟穴位于小腿外侧，当外踝尖上 3 寸，腓骨前缘。

适合病症：卒中后遗症、下肢痿痹、踝关节及周围软组织疾病、脊髓炎、腰扭伤、落枕、头痛、胸腹胀满、扁桃体炎、鼻炎、鼻衄等。

【操作方法】

1. 按摩法：取坐位，要按摩的腿屈曲，拇指置于穴位上，用拇指指腹按揉穴位，以出现酸、胀、痛的感觉为宜。每次按摩 1 ~ 3 分钟。

2. 艾灸法：温和灸，灸至局部温热、红晕、不起水泡为度，每日 1 次，20 次为 1 个疗程。

【配穴治疗】

① 悬钟穴配内庭穴，治疗心腹胀满。

② 悬钟穴配昆仑穴、合谷穴、肩髃穴、曲池穴、足三里穴，治疗中风、半身不遂。

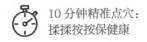
足临泣穴——疏肝息风，化痰消肿

足，指穴在足部；临，居高临下之意；泣，指眼泪。足临泣是指胆经的水湿风气在此化雨冷降。本穴物质为丘墟穴传来的水湿风气，至本穴后，水湿风气化雨冷降，气血的运行变化如泪滴从上滴落一般，故而得名。

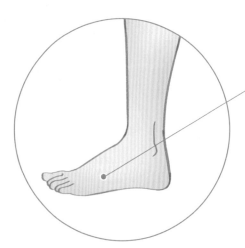

定位：足临泣穴位于足背外侧，当第四、第五趾间，趾蹼缘后方赤白肉际处。

适合病症：月经不调、胎位不正、乳腺炎、头痛、眩晕、神经官能症、中风偏瘫、足跟痛、腰痛、瘰疬、胆囊炎等。

【操作方法】

按摩法：坐姿，要按摩的腿屈曲，拇指置于穴位上，用指腹按揉穴位，用同样的方法按摩对侧穴位，以出现酸、胀、痛的感觉为宜。每日按摩3次，每次按摩1~3分钟。

【配穴治疗】

① 足临泣穴配三阴交穴、中极穴，治疗月经不调。

② 足临泣穴配风池穴、太阳穴、外关穴，可祛风活络，治疗偏头痛。

足窍阴穴——清热解郁，通经活络

足，指穴在足部；窍，空窍之意；阴，指穴内物质为阴性水液。足窍阴是指胆经经水由此回流体内的空窍之处。本穴为胆经体内与体表经脉的交会点，由于胆经体表经脉的气血物质为地部经水，所处为高位，因而循本穴的地部孔隙回流体内，故名足窍阴穴。

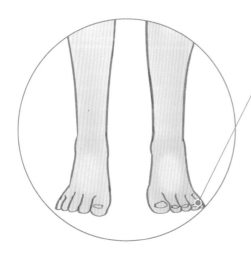

定位：足窍阴穴位于足第四趾末节外侧，距趾甲根角0.1寸处。

适合病症：高血压病、脑血管病后遗症、足踝肿痛、神经性头痛、神经衰弱、肋间神经痛、结膜炎、耳聋、耳鸣、哮喘、胸膜炎等。

【操作方法】

按摩法：取坐位，两腿并拢屈曲，要按摩的脚翘起，拇指置于穴位上，用指尖掐按穴位，用同样的方法按摩对侧穴位，以出现酸、胀、痛的感觉为宜。每日按摩3次，每次按摩1～3分钟。

【配穴治疗】

① 足窍阴穴配太冲穴、太溪穴、内关穴、太阳穴、风池穴、百会穴，治疗神经性头痛、高血压病、肋间神经痛、胸膜炎、急性传染性结膜炎、神经性耳聋等。

② 足窍阴穴配阳陵泉穴、期门穴、支沟穴、太冲穴，治疗胆管疾患。

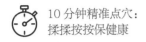
十二、足厥阴肝经

章门穴——健脾疏肝，清热利湿

　　章，是大木材的意思；门，指出入的门户。章门是指肝经的强劲风气在此停息。本穴物质为急脉穴传来的强劲风气，至本穴后，此强劲风气风停气息，风气如同由此进入门户一般，故名章门穴。

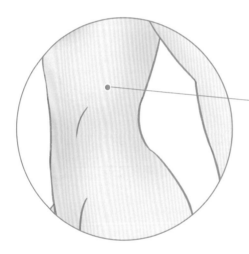

　　定位：章门穴位于侧腹部，当第十一肋游离端的下方。

　　适合病症：肠鸣、呕吐、痞块、消化不良、腹痛腹胀、肠炎泄泻、胁痛、肝炎黄疸、肝脾肿大、小儿疳积、高血压病、胸胁痛、腹膜炎、烦热气短等。

【操作方法】

　　1.按摩法：正坐或仰卧或站立，双手拇指置于两侧穴位上，其余四指屈曲，用拇指的指腹垂直按揉穴位，以出现胀痛感为宜。每日按摩3次，每次按摩1～3分钟。

　　2.艾灸法：手拿点燃的艾条，将燃头对准穴位所在位置，距离皮肤2～3厘米，或用艾灸盒自我灸治。

【配穴治疗】

　　章门穴配梁门穴、足三里穴，治疗腹胀。

期门穴——健脾疏肝，理气活血

期，期望、约会之意；门，出入的门户。期门是指天之中部的水湿之气由此输入肝经。本穴为肝经的最上一穴，由于下部的章门穴无物外传而使本穴处于气血物质空虚的状态。本穴因处于人体前正中线和侧正中线的中间位置，既不阴又不阳，既不高亦不低，因而既无热气在此冷降，也无经水在此停驻，所以本穴作为肝经募穴，尽管其穴内气血空虚，但却募集不到气血物质，唯有期望等待，故名期门穴。

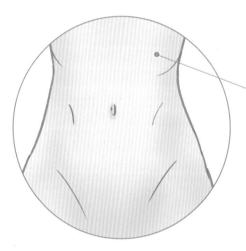

定位：期门穴位于锁骨中点垂直向下第六肋间隙（即肋骨之间的凹陷）处，距前正中线 4 寸。

适合病症：胃肠神经官能症、肠炎、胃炎、胆囊炎、肝炎、肝大、心绞痛、胸胁胀满、癃闭、遗尿、肋间神经痛、腹膜炎、胸膜炎、心肌炎等。

【操作方法】

1. 按摩法：正坐或仰卧或站立，拇指置于穴位上，其余四指屈曲，用拇指的指腹垂直按揉穴位，以出现胀痛感为宜。每日按摩 3 次，每次按摩 1～3 分钟。

2. 艾灸法：温和灸，灸至局部红晕、温热为度，每日 1 次，平时应长期坚持施灸保健。

【配穴治疗】

① 期门穴配肝俞穴、膈俞穴，治疗胸胁胀痛。

② 期门穴配内关穴、足三里穴，治疗呃逆。

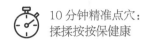

太冲穴——平肝泄热，舒肝养血

太，大的意思；冲，指冲射之状。太冲是指肝经的水湿风气在此向上冲行。本穴物质为行间穴传来的水湿风气，至本穴后，因受热而胀散化为急风冲散穴外，故名太冲穴。太冲穴作为肝经的输穴和原穴，它是肝经上的一个重要穴位。

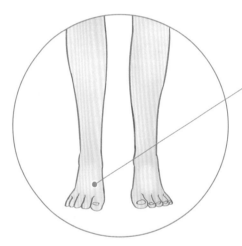

定位：太冲穴位于足背侧，当第一、二跖骨结合部前方凹陷处。

适合病症：月经不调、功能性子宫出血、遗尿、癃闭、淋病、阴缩、泌尿系统感染、高血压、头痛头晕、失眠多梦、心绞痛、胸胁胀痛等。

【操作方法】

1.按摩法：取坐位，两腿并拢屈曲，拇指置于穴位上，用拇指的指腹按揉穴位，用同样的方法按摩另一侧穴位，以出现酸痛感为宜。每日按摩3次，每次按摩3~5分钟。

2.艾灸法：坐姿，将足稍往前靠，手拿点燃的艾条，将燃头对准穴位所在位置，距离皮肤2~3厘米。

【配穴治疗】

① 太冲穴配太溪穴、复溜穴，治疗肝阳上亢之眩晕。

② 太冲穴配合谷穴，治疗四肢抽搐。

足五里穴——疏肝理气，清利湿热

足，指穴位在足部；五里，指本穴气血的作用范围如五里之广。本穴物质为阴廉穴传来的冷降水湿及水湿风气中的脾土尘埃，至本穴后，由天部归降地部，覆盖的范围如五里之广，故名足五里穴。

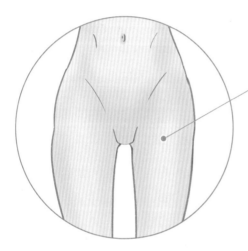

定位：足五里穴位于大腿内侧，曲骨穴旁开 2 寸，直下 3 寸。

适合病症：股内侧痛、少腹胀满疼痛、倦怠、胸闷气短、尿潴留、遗尿、阴囊湿疹、睾丸肿痛等。

【操作方法】

1. 按摩法：站立，食指和中指并拢，食指指腹置于穴位上，两指一起用力，从下往上按揉穴位，以出现酸、胀、痛的感觉为宜。每日按摩 3 次，每次按摩 3 ~ 5 分钟。

2. 艾灸法：艾炷灸或温针灸 3 ~ 5 壮，艾条灸 10 分钟左右。

【配穴治疗】

足五里穴配三阳络穴、天井穴、三间穴、厉兑穴，治疗嗜卧欲动摇。

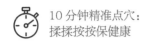

大敦穴——调经通淋，回阳救逆

大敦，即大树墩，是指穴内气血的生发特性。本穴物质为体内肝经外输的温热水液，肝在四季为春，水液由本穴的地部孔隙外出体表后蒸升扩散，表现出春天的生发特性，如大树墩在春天生发新枝一般，故名大敦穴。

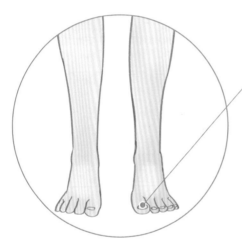

定位：大敦穴在足大趾末节外侧，距趾甲根角0.1寸处。

适合病症：少腹痛、遗尿、尿血、癃闭、睾丸炎、阴茎痛、精索神经痛、功能性子宫出血、月经不调、子宫脱垂、脑血管疾病后遗症、癫痫、嗜睡等。

【操作方法】

按摩法：取坐位，拇指置于穴位上，用指尖掐按穴位，用同样的方法按摩对侧穴位，以出现刺痛感为宜，每次按摩3~5分钟。

【配穴治疗】

① 大敦穴配太冲穴、气海穴、地机穴，有疏肝行气、止痛的作用。

② 大敦穴配隐白穴，直接艾炷灸，有补益肝脾、调理冲任的作用，可治疗功能性子宫出血。

中封穴——清泻肝胆，通利下焦

中封穴，别名悬泉穴。本穴为肝经风气经过之处，气血的运行为动而不居，故为肝经经穴。该穴名意指肝经风气在此势弱缓行并转化为凉性水气。本穴物质为太冲穴传来的急劲风气，由于本穴位处足背之转折处，急劲风气行至本穴后因经脉通道的弯曲而受挫，急行的风气变得缓行势弱，如被封堵一般，故名中封穴。

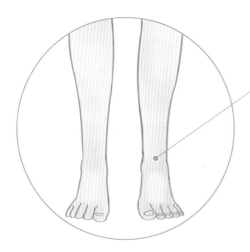

定位：中封穴位于人体的足背侧，内踝前 1 寸，胫骨前肌肌腱的内缘凹陷中。

适合病症：遗精、尿闭、尿路感染、疝气、阴茎痛、遗精、小便不利、黄疸、胸腹胀满、腰痛、足冷、内踝肿痛等。

【操作方法】

1.按摩法：用左手拇指按压右足中封穴，左揉 20 次，右揉 20 次；然后用右手按压左足中封穴，手法同前。

2.艾灸法：艾炷灸或温针灸 3～5 壮，艾条灸 5～10 分钟。

【配穴治疗】

① 中封穴配胆俞穴、阳陵泉穴、太冲穴、内庭穴，有泄热疏肝的作用，治黄疸、疟疾。

② 中封穴配足三里穴、阴廉穴，治疗阴缩入腹、阴茎痛、遗精、淋症、小便不利。

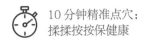
十三、任脉

天突穴——宣通肺气，化痰止咳

天，天部，指头面部；突，强行冲撞之意。天突是指任脉气血在此吸热后突行上天。本穴物质为璇玑穴传来的弱小水气，至本穴后，因吸收体内外传之热而向上部的头面天部突行，故名天突穴。

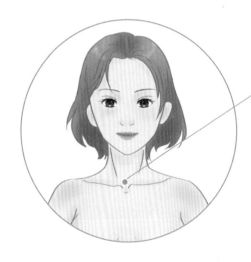

定位：天突穴位于颈部，当前正中线上，胸骨上窝中央。

适合病症：哮喘、咳嗽、咳唾脓血、支气管哮喘、支气管炎、咽喉肿痛、扁桃体炎、喉炎、暴喑、瘿气、梅核气、呃逆、呕吐等。

【操作方法】

按摩法：正坐或站立，抬头，目前视，用食指指腹按揉穴位，以出现酸痛感为宜，一边按摩一边配合做吞咽动作，可以缓解按摩带来的不适感。每日按摩3次，每次按摩1~3分钟。

【配穴治疗】

① 天突穴配定喘穴、鱼际穴，治疗哮喘、咳嗽。
② 天突穴配膻中穴、列缺穴，治疗外感、咳嗽。

承浆穴——生津敛液，舒筋活络

承，承受之意；浆，水与土的混合物。承浆是指任脉的冷降水湿及胃经的地部经水在此聚集。本穴物质为胃经地仓穴传来的地部经水以及任脉廉泉穴冷降的地部水液，至本穴后，为聚集之状，本穴如同地部经水的承托之地，故名承浆穴。

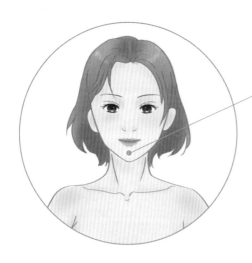

定位：承浆穴位于面部，当颏唇沟的正中凹陷处。

适合病症：口喎、唇紧、齿痛、流涎、口舌生疮、面肿、癫痫、面瘫、三叉神经痛、癔症性失语、糖尿病等。

【操作方法】

按摩法：正坐或站立，抬头，目前视，食指置于穴位，用食指的指腹按揉穴位，以出现酸痛感为宜。每日按摩3次，每次按摩1～3分钟。

【配穴治疗】

① 承浆穴配委中穴，治疗衄血不止。
② 承浆穴配风府穴，治疗头项强痛、牙痛。

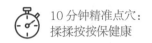
膻中穴——宽胸理气，止咳平喘

膻，羊臊气或羊腹内的膏脂也，在此指穴内气血为吸暖后的暖燥之气；中，与外相对，指穴内。膻中是指任脉之气在此吸热胀散。本穴物质为中庭穴传来的天部水湿之气，至本穴后，进一步吸热胀散而变为暖燥之气，如羊肉带有辛臊气息一般，故名膻中穴。

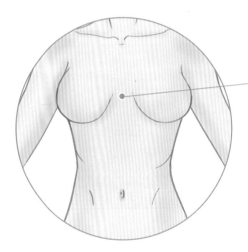

定位：膻中穴位于胸部，前正中线上，平第四肋间，两乳头连线的中点。

适合病症：胸闷、气短、咳嗽、气喘、胸痛、支气管哮喘、支气管炎、乳腺炎、产后乳少、呃逆、呕吐等。

【操作方法】

1.按摩法：正坐、仰卧或站立，双手放在胸部，左手中指的指腹置于穴位上，右手中指的指腹按压在左手中指的指甲上，两手中指同时用力揉按穴位。每日早晚左右手轮流按摩穴位，先左后右，以出现刺痛感为宜，每次按摩1~3分钟。

2.艾灸法：手持点燃的艾条，将艾条燃头对准膻中穴所在位置，距离皮肤2~3厘米，或以感受温热为准。

【配穴治疗】

膻中穴配曲池穴、合谷穴，治疗急性乳腺炎。

上脘穴——和胃降逆，化痰宁神

上、中、下三脘穴的气血运行变化基本相同，气血物质皆是汇聚胸腹上部的地部经水，且皆为循任脉下行，所不同的是，上、下脘穴汇聚的经水稍少，中脘穴汇聚的经水量大，上脘穴汇聚的经水温度稍高，中脘穴则次之，下脘穴的经水温度最低。

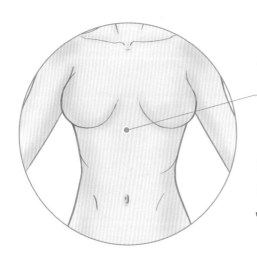

定位：上脘穴位于上腹部，前正中线上，当脐中上 5 寸。

适合病症：反胃、呕吐、食古不化、胃痛、纳呆、腹胀腹痛、黄疸、胃炎、胃扩张、膈肌痉挛、肠炎、虚劳吐血、咳嗽痰多等。

【操作方法】

按摩法：正坐或仰卧或站立，双手放在上腹部，左手中指的指腹置于穴位上，右手中指的指腹按压在左手中指的指甲上，两手中指同时用力揉按穴位。每日早晚左右手轮流按摩穴位，先左后右，以出现刺痛感为宜，每次按摩 1 ~ 3 分钟。

【配穴治疗】

① 上脘穴配丰隆穴，治疗纳呆。
② 上脘穴配天枢穴、中脘穴，治疗嗳气吞酸、腹胀、肠鸣、泄泻。

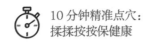

下脘穴——健脾和胃，降逆止呕

下，指下部；脘，空腔、空管的意思。下脘之名是指任脉的上部经水在此向下而行。本穴物质为任脉上部经脉下行而至的地部经水，至本穴后，则继续循脉而下行，如同流向下部的巨大空腔，故名下脘穴。

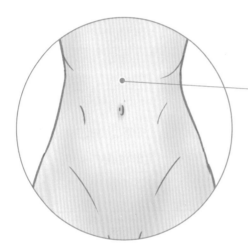

定位：下脘穴位于上腹部，前正中线上，当脐中上2寸。

适合病症：腹坚硬胀、食古不化、呃逆、泄泻、胃炎、胃溃疡、胃痉挛、胃扩张、肠炎、虚肿、日渐消瘦等。

【操作方法】

按摩法：正坐或仰卧或站立，双手放在上腹部，左手中指的指腹置于穴位上，右手中指的指腹按压在左手中指的指甲上，两手中指同时用力揉按穴位。每日早晚左右手轮流按摩穴位，先左后右，以出现酸胀感为宜，每次按摩1~3分钟。

【配穴治疗】

下脘穴配天枢穴、气海穴、关元穴、足三里穴（针灸并用），治疗急性菌痢。

神阙穴——温阳救逆，健运脾胃

神，指神气，元神；阙，为门楼、牌楼之意。神阙是指神气通行的门户。神阙为任脉上的阳穴，命门为督脉上的阳穴，二穴前后相连，阴阳和合，是人体生命能源的所在地。

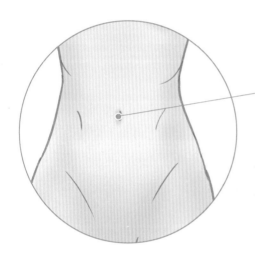

定位：神阙穴位于腹中部，脐中央处。

适合病症：泄泻、绕脐腹痛、脱肛、水肿鼓胀、肠炎、痢疾、小便不利、产后尿潴留、中风脱证等。

【操作方法】

按摩法：正坐或仰卧或站立，双手放在脐旁，用左手中指的指腹按压肚脐中央，右手中指的指腹按压在左手中指的指甲上，两手中指同时用力揉按穴位，每日早晚左右手轮流按摩穴位，先左后右，以出现酸胀的感觉为宜，每次按摩 1～3 分钟。

【配穴治疗】

① 神阙穴配足三里穴，调理肠胃，治疗肠鸣腹痛。

② 神阙穴配长强穴、气海穴，升阳举陷，治疗脱肛。

③ 神阙穴配气海穴、阴陵泉穴，益脾气、利寒湿，治疗泄利不止。

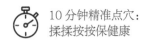

气海穴——益气助阳，调经固精

气，指气态物；海，大的意思。气海是指任脉水气在此吸热后气化胀散。本穴物质为石门穴传来的弱小水气，至本穴后，水气吸热胀散而化为充盛的天部之气，本穴如同气之海洋，故名气海穴。

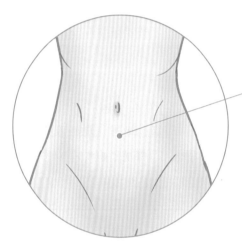

定位：气海穴位于下腹部，前正中线上，脐下 1.5 寸处。

适合病症：癃淋、遗尿、阳痿、遗精、滑精、月经不调、痛经、闭经、崩漏、带下、阴挺、产后恶露不止、胞衣不下、疝气、水谷不化、脘腹胀满等。

【操作方法】

1. 按摩法：正坐或仰卧或站立，双手放在脐下部，用左手中指的指腹按压穴位，右手中指的指腹按压在左手中指的指甲上，两手中指同时用力揉按穴位，每日早晚左右手轮流按摩穴位，先左后右，以出现酸胀的感觉为宜，每次按摩 1 ~ 3 分钟。

2. 艾灸法：艾条温和灸，在距气海穴约 3 厘米处施灸，如局部有温热、舒适感觉，即固定不动，可随热感而随时调整距离，以灸至局部稍有红晕为度。

【配穴治疗】

气海穴配三阴交穴，治疗白浊、遗精。

关元穴——培补元气，温肾壮阳

关，关卡的意思；元，元首也。关元是指任脉气血中的滞重水湿在此关卡不得上行。本穴物质为中极穴吸热上行的天部水湿之气，至本穴后，大部分水湿被冷降于地，只有小部分水湿之气吸热上行，本穴如同天部水湿的关卡一般，故名关元穴。关元穴是小肠的募穴，也是任脉和脾经、肝经和肾经的交会穴，是任脉上一个很重要的穴位。

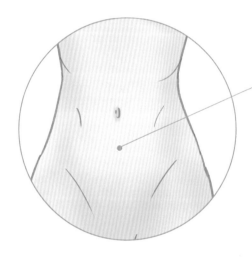

定位：关元穴位于下腹部，前正中线上，脐下 3 寸处。

适合病症：阳痿、遗精、月经不调、痛经、闭经、崩漏、带下、不孕、盆腔炎、疝气、遗尿、小便频数、癃闭、尿血、尿道痛、腹痛、泄泻、肠炎等。

【操作方法】

1.按摩法：正坐或仰卧或站立，双手放在小腹上，用左手中指的指腹按压穴位，右手中指的指腹按压在左手中指的指甲上，两手中指同时用力揉按穴位，每日早晚左右手轮流按摩穴位，先左后右，以出现酸胀的感觉为宜，每次按摩 1 ~ 3 分钟。

2.艾灸法：温和灸，艾条应距离皮肤 2 ~ 3 厘米，以局部感觉温热而不灼痛为宜。

【配穴治疗】

关元穴配阴陵泉穴、带脉穴，治疗赤白带下。

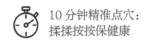

十四、督脉

百会穴——醒脑开窍,安神定志

百,数量词,多的意思;会,交会之意。百会是指手足三阳经以及督脉的阳气在此交会。本穴由于位于头顶,在人体的最高处,因此人体各经上传的阳气都交会于此,故名百会穴。头为诸阳之会,百脉之宗,而百会穴则为各经脉气汇聚之处。

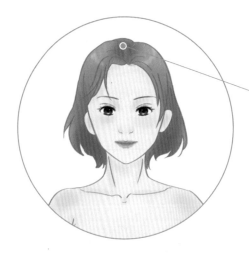

定位:百会穴位于头顶正中线与两耳尖连线的交点处。

适合病症:头痛、眩晕、失眠、中风昏厥、癫狂、焦躁不安、高血压、病低血压、心悸、脱肛、泄泻、痔疮、胃下垂、子宫脱垂。

【操作方法】

1.按摩法:站立,低头,将一手放在头侧部,中指端置于穴位上,以指腹用力按揉穴位,该手疲劳后可换另一手继续按摩,至出现酸、胀、痛的感觉为宜。每日早晚各按摩 1 次,每次 1 ~ 3 分钟。

2.艾灸法:选用艾灸盒辅助自行灸治,以感受温热能接受为宜。

【配穴治疗】

百会穴配天窗穴,治疗中风失音不能言语。

神庭穴——宁神醒脑，降逆平喘

神，指天部之气；庭，庭院，指聚散之所。神庭是指督脉的上行之气在此聚集。本穴物质为来自胃经的热散之气及膀胱经的外散水湿，在本穴为聚集之状，本穴如同督脉天部气血的会聚之地，故名神庭穴。

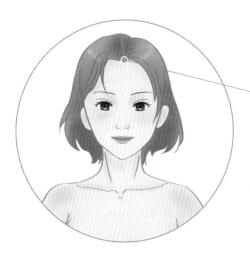

定位：神庭穴位于头部中线上，前发际上 0.5 寸处。

适合病症：头痛、眩晕、失眠、惊悸、癫痫、神经官能症、记忆力减退、精神分裂症、鼻渊、鼻衄、目赤肿痛、目翳、雀目、吐舌、泪囊炎。

【操作方法】

按摩法：正坐或仰卧或站立，举起一只手，放在额头，中指置于穴位，用中指的指尖按揉穴位，或用指甲尖掐按穴位，以出现酸痛或胀痛的感觉为宜。每日按摩3次，每次按摩3～5分钟。

【配穴治疗】

① 神庭穴配行间穴，治疗目泪出。

② 神庭穴配兑端穴、承浆穴，治疗癫痫、呕沫。

③ 神庭穴配水沟穴，治疗寒热头痛、目不可视。

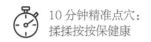
大椎穴——清热解表，益气壮阳

大，多的意思；椎，锤击之器，在此指穴内的气血物质为实而非虚也。大椎是指手足三阳经的阳热之气汇入本穴并与督脉的阳气一起上行头颈部。本穴物质一是督脉陶道穴传来的充足阳气，二是手足三阳经外散于背部阳面的阳气，穴内的阳气充盛如大椎般坚实，故名大椎穴。

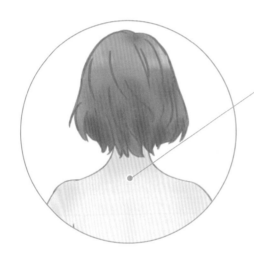

定位：大椎穴位于后正中线上，第七颈椎棘突下凹陷中。

适合病症：颈项强直、角弓反张、肩颈疼痛、颈肩部肌肉痉挛、落枕、小儿麻痹后遗症、小儿舞蹈病、癫狂、小儿惊风、风疹、痤疮、肺胀胁满。

【操作方法】

1.按摩法：正坐或站立，一手举起，放在后颈部，除拇指外的四指屈曲，拇指置于穴位上，用指尖按揉穴位，以出现酸痛或胀麻的感觉为宜。每日按摩 3 次，每次按摩 1 ~ 3 分钟。

2.艾灸法：手持点燃的艾条，将燃头对准大椎穴所在位置，距离皮肤 2 ~ 3 厘米，或以人体耐受热度为准，或者用艾灸盒辅助自行灸治。

【配穴治疗】

① 大椎穴配腰俞穴，治疗疟疾。

② 大椎穴配合谷穴、中冲穴，治疗伤寒发热、头昏。

风府穴——散热吸湿，通关开窍

风，指穴内气血为风气；府，府宅。风府是指督脉之气在此吸湿化风。本穴物质为哑门穴传来的天部阳气，至本穴后，此气散热吸湿并化为天部横行的风气，本穴为天部风气的重要生发之源，故名风府穴。

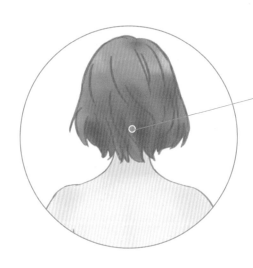

定位：风府穴位于后颈部，当后发际正中直上 1 寸，枕外隆突直下，两侧斜方肌之间的凹陷处。

适合病症：头痛、眩晕、颈项强直、脑发育不全、感冒、中风、卒中后遗症、脑性瘫痪、癔症、癫痫、精神病。

【操作方法】

1.按摩法：站立，低头，一手伸到颈后，放在后脑处，拇指置于穴位上，用指腹从上往下用力按揉穴位，左右两手轮流按摩穴位，以出现酸痛的感觉为宜。每日按摩 3 次，每次按摩 1 ~ 3 分钟。

2.刮痧法：手持刮具在皮肤上直接进行刮拭，以刮出痧痕或血点为止。

【配穴治疗】

① 风府穴配百会穴、太阳穴、昆仑穴，主治头痛。

② 风府穴配风池穴、水沟穴、太冲穴、合谷穴，主治小儿惊风。

③ 风府穴配昆仑穴，主治癫狂、多言。

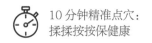

哑门穴——散风息风，开窍醒神

哑，是发不出声的意思，这里指阳气在此开始衰败；门，指出入的门户。哑门是指督脉阳气在此散热冷缩。本穴物质为大椎穴传来的阳热之气，至本穴后，因其热散而收引，阳气的散热收引太过则使人不能发声，故名哑门穴。

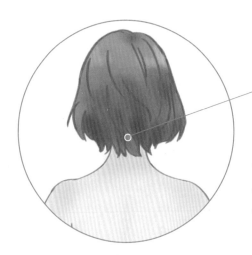

定位：哑门穴位于项部，当后发际正中直上0.5寸，第一颈椎下。

适合病症：声音沙哑、舌强不语、暴喑、颈项强急、脊强反折、舌骨肌麻痹、癫痫、脑性瘫痪、脑膜炎、脊髓炎等。

【操作方法】

1. 按摩法：正坐或站立，一手伸到颈后，放在后脑勺处，掌心向着脑后的枕骨，拇指置于穴位上，用拇指的指腹或者指尖按揉穴位。两手分别按揉穴位，以出现酸、麻、胀、痛的感觉为宜。每日按摩3次，每次按揉3～5分钟。

2. 艾灸法：艾炷灸3～7壮，艾条灸5～15分钟。

【配穴治疗】

① 哑门穴配百会穴、人中穴、丰隆穴、后溪穴，治疗癫狂、癫痫。

② 哑门穴配风池穴、风府穴，治疗中风失语、不省人事。

水沟穴——醒神开窍，清热息风

水沟又叫人中，是督脉上的一个重要穴位。水，指穴内物质为地部经水；沟，是水液的渠道。水沟是指督脉的冷降水液在此循地部沟渠下行。本穴物质为素髎穴传来的地部经水，在本穴的运行为循督脉下行，本穴的微观形态如同地部的小沟渠，故名水沟穴。

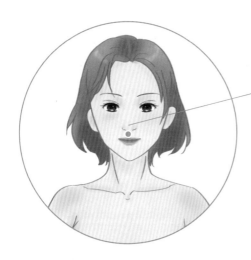

定位：水沟穴位于人中沟正中线上 1/3 与下 2/3 交界处。

适合病症：昏迷、晕厥、休克、惊风、癫狂、癔症、精神分裂症、面神经麻痹、面肌痉挛、急性腰扭伤等。

【操作方法】

按摩法：正坐或仰卧或站立，伸出一只手，食指端置于穴位上，其余四指弯曲，用食指的指尖按揉穴位，两手分别按摩穴位，急救时用指尖掐按穴位，一边掐按一边观察患者的反应，以出现刺痛感为宜。每日按摩 3 次，每次按摩 1 ~ 3 分钟。

【注意事项】

该穴为人体最重要的穴位之一，而且也是一个相当危险的部位，在采用此穴位来治疗疾病的时候，注意力道不要过于强烈。

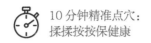
命门穴——温肾壮阳，强健腰膝

命，指人体之根本；门，出入的门户。命门是指脊骨中的高温高压阴性水液由此外输督脉。本穴处于腰背的正中部位，内连脊骨，在人体重力场中为位置低下之处，脊骨内的高温高压阴性水液由此外输体表督脉，本穴外输的阴性水液有维系督脉气血流行不息的作用，为人体的生命之本，故名命门穴。

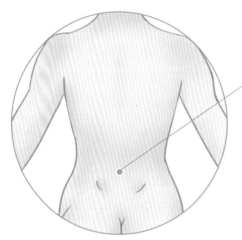

定位：命门穴位于后正中线上，第二腰椎棘突下凹陷中。

适合病症：遗尿、尿频、泄泻、遗精、阳痿、早泄、前列腺炎、白浊、赤白带下、月经不调、习惯性流产、虚损腰痛、湿痹腰痛、脊强反折等。

【操作方法】

1.按摩法：正坐或站立，两手伸到腰背后，用左手中指的指腹按住穴位，右手中指的指腹压在左手中指的指甲上，双手中指同时用力揉按穴位，左右手中指轮流向下按揉穴位，先左后右，以出现酸、胀、痛的感觉为宜。每日按摩 3 次，每次揉按 3 ~ 5 分钟。

2.艾灸法：俯卧位，施灸者手持点燃的艾条，将燃头对准穴位所在位置，距离皮肤 2 ~ 3 厘米，灸至局部皮肤产生红晕为度，每星期灸 1 次。亦可用艾灸盒自行灸治。

【配穴治疗】

命门穴配肾俞穴、太溪穴，治疗肾阳亏虚病症。

腰俞穴——调经活血，清热除湿，通筋活络

腰，指穴位在腰部。俞，同输，传输之意。腰俞是指督脉的气血由此输向腰之各部。本穴物质为长强穴传来的水湿之气，至本穴后，因其散热冷缩水湿滞重，上不能传于腰阳关穴，下不得入于长强穴，因此输向腰之各部，故名腰俞穴。

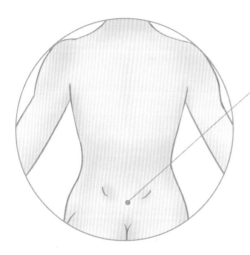

定位：腰俞穴位于骶部，当后正中线上，正对骶管裂孔。

适合病症：痔疮、脱肛、便秘、尿血、过敏性结肠炎、月经不调、痛经、腰脊疼痛、下肢痿痹、腰骶神经痛等。

【操作方法】

按摩法：正坐或站立，一手伸到臀后，食指置于穴位上，用指尖按揉穴位，每日分别用左右手各按摩穴位，以出现酸胀感为宜。每日按摩 3 次，每次按摩 1 ~ 3 分钟。

【配穴治疗】

① 腰俞穴配太冲穴，治疗脊强反折、抽搐。

② 腰俞穴配膀胱俞穴、长强穴、气冲穴、上髎穴、下髎穴、居髎穴，可治腰脊冷痛。

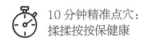
长强穴——调便通淋，活血化瘀

长，长久的意思；强，强盛。长强是指胞宫中的高温高压水湿之气由此外输体表。本穴为督脉之穴，其气血物质来自胞宫，温度和压力较高，向外输出时既强劲又饱满且源源不断，故名长强穴。

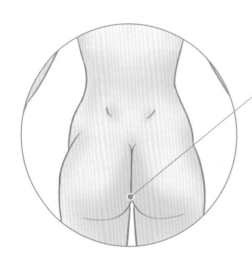

定位：长强穴位于尾骨尖端与肛门连线的中点处。

适合病症：便血、痔疮、脱肛、泄泻、便秘、遗精、阳痿、小便不利、腰脊痛、尾骶骨疼痛、腰神经痛、癫痫、癔症等。

【操作方法】

按摩法：站立，一手伸到臀后，食指置于穴位上，用指尖按揉穴位，以出现酸胀感为宜。每日按摩3次，每次按摩1～3分钟。

【配穴治疗】

① 长强穴配承山穴，可清热通便、活血化瘀，治疗痔疮、便结。
② 长强穴配百会穴，可通调督脉，益气升阳，主治脱肛、头昏。

身柱穴——宣肺清热，清心宁神

身，身体；柱，支柱。该穴名意指督脉气血在此吸热后化为强劲饱满之状。本穴物质为神道穴传来的阳气，至本穴后，此气因受体内外传之热而进一步胀散，胀散之气充斥穴内并快速循督脉传送使经脉通道充胀，如皮球充气后可受重负一般，故名身柱穴。

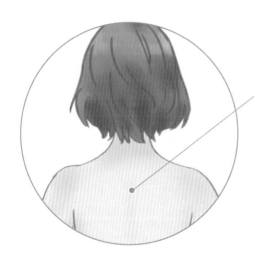

定位：身柱穴位于背部，当后正中线上，第三胸椎棘突下凹陷中。

适合病症：咳嗽、发热、气喘、支气管炎、支气管哮喘、肺炎、惊厥、癫狂、神经衰弱、癔症、腰脊强痛、疔疮发背等。

【操作方法】

1.按摩法：正坐或站立，把一只手伸到肩背部，中指置于穴位上，用指尖按穴位，两手轮流按揉穴位，以出现刺痛感为宜。也可请他人搓热双手，用单手的掌根处按揉穴位，效果更好。每日按摩3次，每次按摩3 ~ 5分钟。

2.艾灸法：艾炷灸3 ~ 7壮，艾条灸5 ~ 15分钟。

【配穴治疗】

① 身柱穴配心俞穴，治疗小儿风痫。

② 身柱穴配少海穴，治疗心悸、多梦。

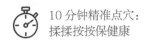
十五、经外奇穴

失眠穴——养心安神，通络止痛

失眠穴，经外穴名。顾名思义，即为治疗失眠的穴位。夜里无法熟睡的人，可躺在床上，在床单上慢慢摩擦刺激该穴。具有镇定亢奋的神经，使人进入深度睡眠的功效。

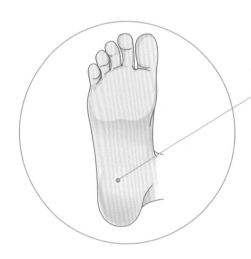

定位：失眠穴位于足底跟部，足底中线与内、外踝尖连线相交处，即脚跟的中心处。

适合病症：失眠、脚底痛等。

【操作方法】

按摩法：取坐位，将要按摩的脚放在另一条腿的膝盖上，一手扶住膝盖，另一手拇指置于穴位上，用指腹用力按揉穴位，以出现酸痛感为宜。每日按摩3次，每次按摩1~3分钟。

印堂穴——清头明目，通鼻开窍

印，原意指图章；堂，庭堂。古代星相家把前额部两眉头之间叫作印堂，此穴位在前正中线上，两眉头连线的中点处，所以称"印堂"。

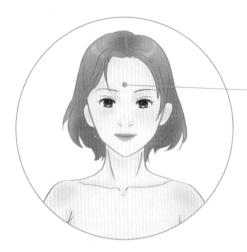

定位：印堂穴位于前额部，当两眉头的中间。

适合病症：头痛、 眩晕、目赤肿痛、三叉神经痛、鼻塞、鼻渊、鼻衄、眉棱骨痛、高血压病、小儿惊风、 失眠等。

【操作方法】

按摩法：按摩印堂穴时，可正坐或仰卧或站立，中指置于穴位上，用指腹按揉穴位，每日早晚左右手轮流按摩穴位，先左后右，以出现酸痛感为宜，每次按摩 1 ~ 3 分钟。

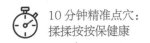
太阳穴——清肝明目，通络止痛

太，指高或极；阳，指阴阳的阳。在头颞部有一微微凹陷处，本穴位于它的上面，称之为"太阳"。 太阳穴在中医经络学上被称为"经外奇穴"，也是最早被各家武术拳谱列为要害部位的"死穴"之一。《少林拳》中记载，太阳穴一经击中"轻则昏厥，重则殒命"。现代医学证明，打击太阳穴，可造成脑震荡，使人意识丧失，甚至致人死亡。

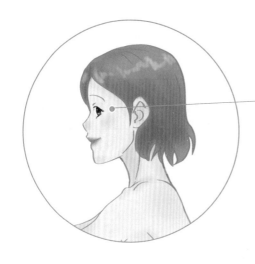

定位：太阳穴位于耳廓前面，前额两侧，外眼角延长线的上方。

适合病症：头痛、偏头痛、眼睛疲劳、牙痛、高血压病等。

【操作方法】

按摩法：按摩时，取正坐或站立位，抬头，目前视，身体放松，举起双手，除拇指外的四指屈曲，两拇指分别置于两侧穴位上，用指腹按揉穴位，以出现酸胀感为宜。每日早晚各按摩1次，每次1～3分钟。

血压点穴——理气活血，舒筋活络

血压点是血压调节点的简称。此穴为经外奇穴，在一些古籍及一部分经络图中并没有记录此穴。此穴为现代人经临床实践后所发明，对降压有奇效。

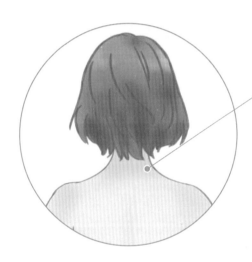

定位：血压点穴位于第六、七颈椎棘突之间左右各开 2 寸处。

适合病症：高血压病、低血压、头项强痛、落枕等。

【操作方法】

按摩法：按摩时，正坐，抬头，目前视，双手伸到颈后，食指置于穴位上，用指腹按揉穴位，以出现酸痛感为宜。每日早晚各按摩 1 次，每次 1 ~ 3 分钟。

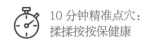
定喘穴——通宣理肺，止咳平喘

定喘穴，又名喘息穴、治喘穴，是经外奇穴的背部穴位。该穴有平定喘息的功效，故名为"定喘穴"。本穴并不归入经络穴位中，属奇穴，有奇特的功效，在临床上被广泛应用。

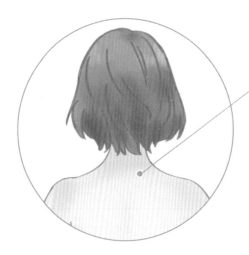

定位：定喘穴位于第七颈椎棘突下，旁开0.5寸处。

适合病症：哮喘、支气管炎、支气管哮喘、百日咳、落枕、肩背痛等。

【操作方法】

1.按摩法：按摩时，正坐或站立，抬头，目前视，双手伸到颈后，食指和中指并拢，食指置于穴位上，用两指的指腹一起按揉穴位，以出现酸痛感为宜。每日早晚各按摩1次，每次1~3分钟。

2.艾灸法：艾条温和灸，灸至皮肤温热、出现红晕即可，每日1次，10次为1个疗程；可长期间隔施灸。

【配穴治疗】

定喘穴配肺俞穴、中府穴，治疗咳喘。